深圳大学教材建设项目

基础护理学技能

（第2版）

主　编　郑旭娟

副主编　张　琰　黄玲玲　李希琳

编　委　（以姓氏笔画为序）

王　群（深圳大学医学部护理学院）

方淇玉（深圳大学医学部护理学院）

叶子文（广东药科大学护理学院）

李希琳（深圳大学医学部护理学院）

刘　珂（深圳大学医学部护理学院）

张　琰（深圳大学医学部护理学院）

张　瑶（深圳大学医学部护理学院）

郑旭娟（深圳大学医学部护理学院）

黄玲玲（深圳大学医学部护理学院）

西北大学出版社

·西安·

图书在版编目（CIP）数据

基础护理学技能 / 郑旭娟主编 . -- 2 版 .-- 西安：西北大学出版社，2024.11. -- ISBN 978-7-5604-5555-6

Ⅰ. R47

中国国家版本馆 CIP 数据核字第 20249TN869 号

基础护理学技能（第 2 版）

JICHU HULIXUE JINENG（DI 2 BAN）

主　　编　郑旭娟
出版发行　西北大学出版社
地　　址　西安市太白北路 229 号
邮　　编　710069
电　　话　029-88303310
网　　址　http://nwupress.nwu.edu.cn
E－mail　xdpress@nwu.edu.cn
经　　销　全国新华书店
印　　装　陕西瑞升印务有限公司
开　　本　720 毫米 ×1020 毫米　1/16
印　　张　16
字　　数　250 千字
版　　次　2024 年 11 月第 2 版　2024 年 11 月第 1 次印刷
书　　号　ISBN 978-7-5604-5555-6
定　　价　78.00 元

前　言

基础护理学技能操作是护理专业必修的实践性技能训练课程，是护理专业的主要课程之一。学生通过对本课程的学习和训练，能够强化实际操作能力和批判性思维能力，掌握评估和满足患者各种基本需要所需的基本知识和技能，为今后的专科护理学习及护理职业生涯的发展奠定坚实的基础。本课程的任务是以培养学生良好的职业素质为核心，在整体护理观念的指导下，使学生有效地掌握基础护理操作知识和技能，并能初步运用所学知识和技能为护理对象服务。

结合当前临床实践的新进展，以及广泛调研师生的使用意见，我们在第1版《基础护理学技能》教材的基础上，主要做了如下更新：①基于当前临床实际应用情况，新增了“静脉留置针”项目；②基于各种传染病的背景，新增了操作项目“穿脱防护服”；③更新了临床案例，使之更贴近临床实践；④强化了思政教育，新增了“知识拓展”版块，以祖国医学历史，操作相关新进展、新专利、新指南、护理人文等相关内容作为知识的补充；⑤新增了护士执业资格考试的最新考点；⑥更新了习题库，并转为电子习题；⑦对各章节内容进行了更新、修订。

修订后的教材涵盖了30项常见的护理学基础操作技术，具体包括：洗手、无菌技术、穿脱隔离衣、穿脱防护服、铺备用床、铺暂空床、铺麻醉床、卧床患者更换床单位、轮椅运送法、平车运送法、特殊口腔护理、温水拭浴法、生命体征测量、鼻氧管给氧法、经口吸痰法、鼻饲法、一次性导尿术、留取尿标本、留置导尿术、大量不保留灌肠、小量不保留灌肠、保留灌肠、皮内注射法、皮下注射法、肌内注射法、静脉注射法、静脉输液法（头皮针/留置针）、静脉输血法、静脉血标本采集法和心肺复苏术。每个章节包括操作目的、常用英文词汇、病例、医嘱单、操作流程、注意事项、知识拓展、测试题、答案和评价标准等部分。

本教材的特色与创新主要包括以下几点。①实用科学：立足于最新临床指南、临床实践和护士执业资格考试的最新考点，内容新颖、实用。②体现人文：融入了“以人的健康为中心”的护理理念，培养学生良好的职业道德和职业情感，强调实施操作过程中对患者关心、体贴和爱护的意识。例如：为患者进行导尿操作时关门窗、拉窗帘，以保护患者隐私。③排版结构合理：操作步骤简洁明了、条理清晰，设有笔记栏，可供学生记录课堂笔记。④图文并茂：操作重点、难点，以实拍图的形式呈现，清晰直观，便于学生掌握。⑤中英文结合：对操作相关的关键词注明英文释义，提高国际化应用能力。⑥质量标准清晰：制定了操作质量标准，供学生检验对知识的综合掌握程度。同时，将思政内容纳入考评标准，强化课程思政；⑦数字化资源丰富：本教材为广东省在线开放课程《护理学基础》的配套教材，学生可通过智慧树网观看对应知识点讲解视频、操作示范视频；书中配套了电子习题，以适应信息化时代下学生的学习习惯。

本教材不仅可作为全国高等医学院校护理专业的教师和学生用书，还可供广大护理人员学习参考，尤其是可为临床低年资护理人员进一步巩固基础知识、掌握基础技能、规范护理行为提供帮助。

限于编者水平，书中难免存在不妥、疏漏之处，恳请相关专家及广大读者批评指正，并提出意见和建议。

编者

2024 年 10 月

目　　录

重点·笔记

第一章　洗　　手

【操作目的】

清除手部皮肤污垢和大部分暂居菌，切断通过手传播感染的途径。

【常用英文词汇】

hand washing 洗手

【操作前准备】

1. 环境评估

确认环境是否清洁、宽敞。

2. 护士准备

衣帽整洁，修剪指甲，除去手表及手部饰品，卷袖过肘。

3. 用物准备

流动水洗手设施、清洁剂（如皂液或含杀菌成分的洗手液）、干手物品，或直接备快速手消毒液。

【操作步骤】

1. 准备

打开水龙头，调节至合适的水流、水温。

2. 湿手

双手充分淋湿。

3. 涂剂

关上水龙头，取适量清洁剂均匀涂抹整个手掌、手背、手指和指缝。

4. 揉搓

认真揉搓双手至少 15 秒，通常用七步洗手法：①掌心相对，手指并拢相互揉搓；②掌心对手背，双手交叉，沿指缝相互揉搓，

重点·笔记

交换进行；③掌心相对，双手交叉，沿指缝相互揉搓；④弯曲手指，使关节在另一手掌心旋转揉搓，交换进行；⑤一手握住另一手大拇指旋转揉搓，交换进行；⑥一手五个指尖并拢于另一手掌心旋转揉搓，交换进行；⑦握住手腕，螺旋式擦洗手腕，范围至手腕上 10cm，即“内外夹弓大立腕”（图 1–1）。

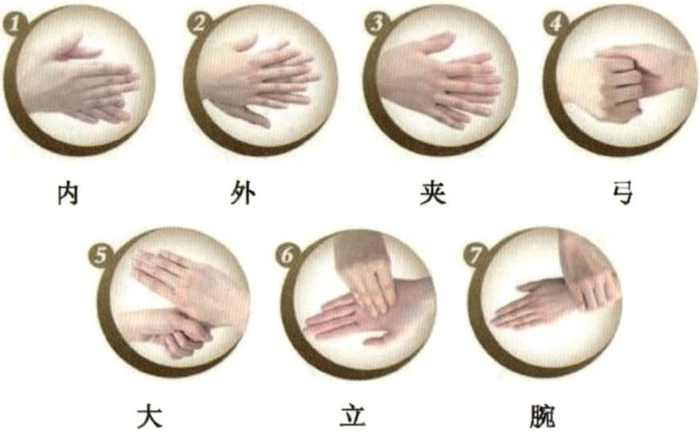

图 1–1　七步洗手法

5. **冲净**

打开水龙头，指尖朝下彻底冲净双手。

6. **干手**

关闭水龙头，用擦手纸或毛巾擦干双手（干手巾须一人一用一消毒），或用干手机烘干双手。

【注意事项】

1. 明确洗手方法的选择原则。当手部有肉眼可见的污染时，用流动水和清洁剂洗手；若无肉眼可见的污染，可用快速手消毒液按七步洗手法消毒代替洗手。

2. 遵循洗手流程，揉搓细致到位。

3. 关闭水龙头时手不可触及水龙头，可用肘部或垫污纸关闭水龙头，或采用感应式或脚控式开关。

4. 牢记洗手时机，掌握洗手指征：①接触患者前；②清洁、无菌操作前，包括进行侵入性操作前；③暴露患者体液风险后，包括接触患者黏膜、破损皮肤或伤口、血液、体液、分泌物、排泄物、伤口敷料等之后；④接触患者后；⑤接触患者周围环境后，包括接触患者周围的医疗相关器材、用具等物体表面后。

【护考考点】

1. 洗手指征。
2. 七步洗手法的步骤。

【测试题】

扫码练习

重点·笔记

重点·笔记

第二章　无菌技术

【操作目的】

1. 防止院内感染。

2. 保证一切无菌治疗和无菌护理操作无污染，保持无菌物品的无菌状态。

【常用英文词汇】

aseptic technique 无菌技术　　aseptic area 无菌区

aseptic supplies 无菌物品　　non-aseptic area 非无菌区

non-aseptic supplies 非无菌物品

【病例】

患者冯某，女性，35 岁。外出骑自行车不慎摔倒，膝关节周围多处软组织损伤。查体：T 36.5℃，P 90 次 / 分，R 20 次 / 分，BP 120/70mmHg。患者神志清醒，两侧膝关节有多处伤口。医嘱：伤口换药 1 次。护士按无菌操作协助准备换药。

【医嘱单】

伤口换药须准备无菌盘，包括无菌溶液、无菌弯盘、无菌镊子、无菌纱布、无菌棉球及无菌手套。

临 时 医 嘱 单

姓名：[redacted]　性别：女　年龄：35 岁　科室：急诊科　住院号：[redacted]　床号：5 床

起始		医嘱内容	医生签名	护士签名	执行时间	执行者签名
日期	时间					
09-20	10：00	伤口换药　ONCE	[redacted]	[redacted]		

【操作前准备】

1. 环境评估

治疗室清洁、宽敞，30 分钟内无人打扫、无扬尘，符合无菌操作要求；操作台平坦、宽敞、清洁，无水渍、污渍，擦操作台面。

2. **护士准备**

衣帽整洁，修剪指甲，除去手表及饰品，洗手，戴口罩。

3. **用物准备**

抹布、快速手消毒液、治疗盘、无菌持物钳、盛放无菌棉球的无菌罐、盛放无菌纱布的无菌罐、无菌器械盒（内盛有无菌弯盘、镊子和止血钳）、无菌包（内包 2 块治疗巾）、无菌包（内包 1 个治疗碗）、无菌手套、500mL 无菌注射用水、不锈钢弯盘、安尔碘、棉签、纸笔。将治疗车所备物品（图 2–1）合理摆放于操作台面上（图 2–2），擦治疗车、治疗盘。

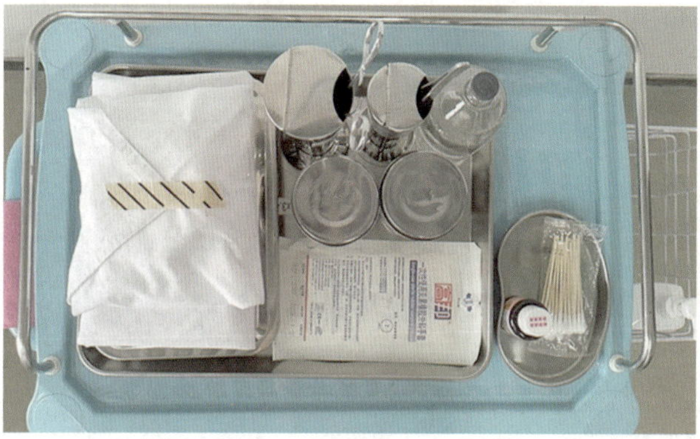

图 2–1　治疗车上的用物准备

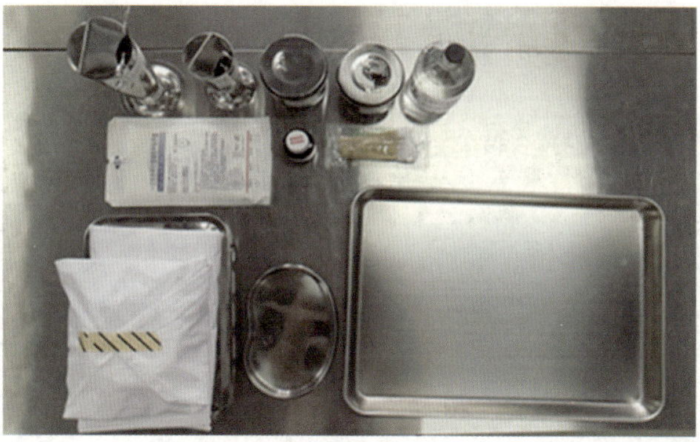

图 2–2　操作台面上的用物放置

【操作步骤】

1. **开无菌包**

（1）查对无菌包和无菌持物钳。

重点·笔记

依次核对无菌物品的名称、失效日期、是否处于无菌状态，评估是否可用。

重点·笔记

（2）打开无菌包。

（3）用无菌持物钳取出 1 块治疗巾，放于治疗盘内。

（4）按原折痕包好无菌包。

（5）记录开包时间（包括具体的日期和时间，如 2024-10-07，10am），签全名。

2. 铺无菌盘

（1）捏住无菌治疗巾的 2 个双层边（“N”字边，图 2-3 中红框标记）打开。

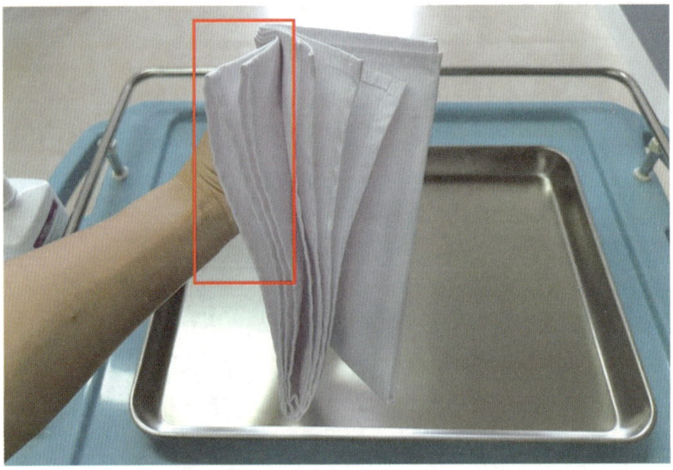

图 2-3　无菌治疗巾的“N”字边

（2）开口于近侧，治疗巾上层边呈扇形，铺无菌盘（图 2-4）。

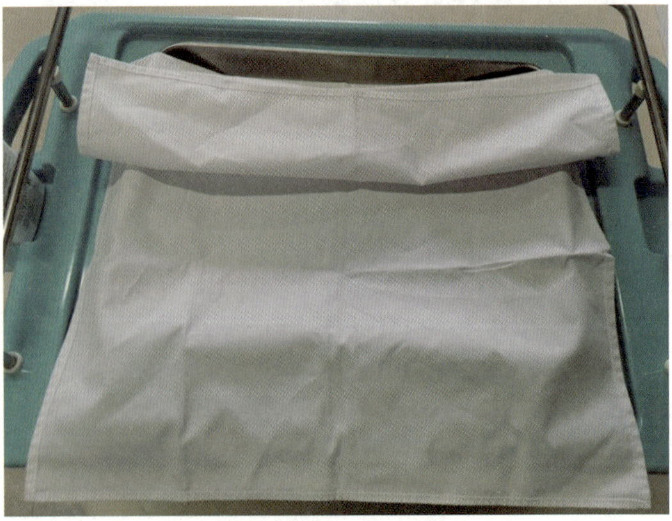

图 2-4　无菌治疗巾打开方式

重点·笔记

3. 取用无菌物品

（1）查对无菌包（1个治疗碗），以一次性取用无菌包内物品的方式，将无菌治疗碗置于无菌盘内。

（2）查对无菌器械盒（内盛有无菌弯盘、镊子和止血钳），用无菌持物钳先夹取无菌弯盘置于无菌盘内，再分别夹取无菌镊子和止血钳置于无菌弯盘内。

（3）分别查对盛放无菌棉球和纱布的无菌罐，用无菌持物镊夹取无菌棉球和纱布，放入无菌弯盘内。

4. 倒无菌溶液

（1）查对无菌注射用水。

（2）消毒瓶盖2次。

（3）开瓶塞，冲洗瓶口。

（4）倒取适量溶液于无菌治疗碗内。

（5）盖上瓶盖。

（6）覆盖无菌盘，记录铺盘时间，签全名。

（7）消毒瓶盖，记录开瓶时间，签全名。

5. 戴、脱无菌手套

（1）查对无菌手套。

（2）取出无菌手套，依次戴好两只手套。

（3）调整手套，戴后姿势正确。

（4）脱下无菌手套。

6. 整理用物，洗手，脱口罩

妥善整理用物，无菌物品和非无菌物品要分开放置，医疗垃圾要置于黄色垃圾袋中。按七步洗手法洗手，脱下口罩。

7. 时间要求

无菌技术操作要求8分钟内完成（从开无菌包到戴好手套）。

【注意事项】

1. 准备物品时，注意检查物品的无菌状态，是否可用。

2. 物品在操作台面上要合理放置（图2-2），留足操作空间。

3. 所有无菌物品使用前要查对，无菌物品开启后要做好记录。

4. 操作过程中严格遵循无菌原则，无菌观念要强，不可污染无菌物品或区域，避免跨越无菌区。

重点·笔记

【知识拓展】

无菌包计时提醒系统

无菌包计时提醒系统包括通信连接的信息条码生成部及计时提醒部。其中，信息条码生成部将无菌包名称、器械或敷料属性、消毒日期、失效日期等信息生成识别码，消毒后贴在无菌包表面，并将识别码信息发送至计时提醒部。计时提醒部包括盛放无菌包的柜体、安装在柜体上的条码识别器以及计时提醒组件。柜体包括多个间隔；条码识别器对无菌包上的识别码进行识别并将识别信息传输给计时提醒组件；计时提醒组件包括控制模块、计时模块、指示灯模块，控制模块将扫描后的条码信息与信息条码生成部发送的信息进行比对，无误后控制计时模块进行计时，并在到达失效前不同预定时间时，控制指示灯模块发出不同的提示颜色。

【护考考点】

1. 无菌技术的概念和原则。
2. 无菌技术的操作方法。

【测试题】

扫码练习

【评价标准】

无菌操作质量标准

项目	操作质量标准
评估准备	·环境清洁、宽敞，满足操作要求 ·治疗盘和操作台面干净 ·备物齐全，物品放置合理 ·个人衣帽整洁，修剪指甲 ·除去手部饰物、手表 ·卷袖过肘，洗手，戴口罩

重点·笔记

续表

项目		操作质量标准
实施	开无菌包	·查对无菌持物钳和无菌包 ·打开无菌包方法正确，未污染无菌面 ·取出 1 块无菌治疗巾 ·包好剩余物品，不污染包内物品 ·记录开启无菌包时间
	铺无菌盘	·将无菌治疗巾打开，铺好无菌盘
	取无菌物品	·查对无菌包、器械盒、无菌罐及无菌镊子 ·从无菌包中取出 1 个治疗碗 ·用无菌持物钳从无菌器械盒取出弯盘、镊子、止血钳各 1 个，镊子、止血钳置于弯盘内，不污染器械盒和无菌盘 ·用无菌镊子从无菌罐里取出纱布和棉球，置于弯盘内
	倾倒无菌溶液	·核对检查溶液 ·消毒瓶口 ·开瓶塞，不污染瓶口 ·冲洗瓶口 ·倒适量溶液于治疗碗，不污染、不溅湿无菌盘 ·覆盖无菌盘，记录铺盘时间 ·盖瓶盖，记录开瓶时间
	戴、脱无菌手套	·检查核对手套 ·取手套方法规范，对准左右手 ·戴手套方法规范，不污染无菌面 ·戴好后姿势正确 ·脱手套方法规范
	整理用物	·妥善整理用物，无菌、非无菌物品分开放置 ·医疗垃圾处理妥当
效果评价		·在规定时间内完成操作 ·无菌观念强，不跨越或污染无菌区 / 物品 ·操作熟练、动作轻巧、不遗漏关键步骤 ·应变能力强

（王　群）

重点·笔记

第三章 穿脱隔离衣

【操作目的】

1. 防止医院内感染，使患者免受感染。
2. 保护医护人员免受血液、体液或其他感染性物质的感染。

【常用英文词汇】

isolation 隔离　　isolation gown 隔离衣

cleaning area 清洁区　　contaminated area 污染区

potentially contaminated area 潜在污染区

【操作前准备】

1. 环境评估

环境清洁、宽敞；确定隔离区域，明确隔离衣穿脱和挂放区域。

2. 护士准备

衣帽整洁，修剪指甲，除去手表及手部饰品，卷袖过肘，洗手，戴口罩。

3. 用物准备

快速手消毒液、隔离衣、挂衣架。

【操作步骤】

1. 穿隔离衣

（1）检查：选择隔离衣型号，检查是否完好干燥、无污染，有无穿过，挂放是否得当。

（2）取衣：持衣领取下隔离衣，使清洁面朝向自己，使衣领两端向外折齐，对齐肩缝，露出肩袖内口。

如为穿过的隔离衣，衣领及内面视为清洁面，外面视为污染面。

（3）穿衣袖：一手持衣领，另一手伸入一侧衣袖内，持衣领的手向上拉衣领，使另一手从衣袖口露出；换手持衣领，同法穿好另一侧衣袖。

（4）系衣领：两手持衣领，从衣领中间向后理顺领边，系好衣领。

（5）扎袖口：整理衣袖，扣好袖口或系上袖带。

（6）系腰带：将隔离衣一边（约在腰下5cm处）逐渐向前拉，直至捏住衣边；同法捏住另一侧衣边；两手在背后对齐两侧衣边边缘，再向一侧折叠并用一手按住折叠处，另一手解开腰带活结，将同侧腰带拉至背后折叠处按住；将腰带在背后交叉，回到腰前打一活结系好。

2. 脱隔离衣

（1）解腰带：松开腰带，在前面打一活结。

（2）解袖口：解开袖口或袖带，将衣袖向上拉至肘部，将部分衣袖塞入工作衣袖内，充分暴露双手。

（3）消毒双手。

（4）解开衣领。

（5）脱衣袖：一手伸入一侧衣袖内，拉下衣袖过手，用衣袖遮住的手捏住另一衣袖外面将衣袖拉下，两手在衣袖内对齐袖子，双手逐渐退出至衣肩。

（6）整理：双手持衣领，将隔离衣两边对齐，挂在衣钩上。如挂在半污染区，清洁面向外；挂在污染区则污染面向外。

3. 洗手，脱口罩

按七步洗手法洗手，脱口罩。

4. 时间要求

穿脱隔离衣操作要求5分钟内完成（从拿起隔离衣到挂好隔离衣）。

【注意事项】

1. 隔离衣只能在规定区域内穿脱，应每日更换，潮湿或污染后应立即更换。

2. 隔离观念强，明确污染面、清洁面、清洁区域。

3. 穿脱隔离衣过程中，方法务必规范，全程要避免污染衣领、面部、帽子和清洁面。

4. 穿好隔离衣后，双臂保持在腰部以上视线范围内，不得进入清洁区，避免接触清洁物品。

重点·笔记

系衣领时切记袖口不可触及衣领、面部及帽子。

衣袖内面不外露。

如隔离衣已被穿过，手不可触及隔离衣内面，后侧边缘须对齐，工作服不外露。

不可将衣袖外侧塞入衣袖内。

洗手时不得沾湿隔离衣，洗手后手不可接触隔离衣污染面。

注意保持衣领清洁。

注意衣袖不可污染手与手臂。

如隔离衣不再使用，将隔离衣污染面向里，衣领及衣边卷至中央，卷成包裹状，放入污衣袋中待清洗消毒后备用，如为一次性隔离衣弃于医疗垃圾袋中。

【护考考点】

1. 隔离区域划分。
2. 穿脱隔离衣的步骤。
3. 隔离衣清洁面及污染面的区分。
4. 用后隔离衣的整理要求。

【知识拓展】

一种新型隔离衣

目前大部分隔离衣是背部开口的前套式设计，穿脱往往需要他人配合，较不方便，同时隔离衣无口袋，不利于医护人员随身物品的放置。因此，研究人员设计了一种新型的隔离衣（CN219920365U）。该新型隔离衣将第一拉链和第二拉链均设置在前方，有利于减轻穿脱时对他人帮助的依赖；同时增加容置袋的设置，便于医护人员放置随身简易物品。

【测试题】

扫码练习

重点·笔记

【评价标准】

穿脱隔离衣操作质量标准

项目		操作质量标准
评估准备		·环境清洁、宽敞，满足操作要求 ·个人衣帽整洁，修剪指甲，除去手部饰物、手表，卷袖过肘 ·洗手，戴隔离帽、口罩
实施	穿隔离衣	·检查隔离衣大小是否合适，是否完好干燥，挂放是否得当 ·持衣领取下隔离衣，使清洁面朝向自己，使衣领两端向外折齐，对齐肩缝，露出肩袖内口 ·持衣领，穿好两手，不污染衣领 ·系好领口，袖口不可触及衣领、面部及帽子 ·系好袖扣，袖子内面不外露 ·持衣边边缘于背后对折整齐，手不触及隔离衣内面 ·将隔离衣向一侧折叠，用一手按住折叠处，使工作服不外露，解开腰带活结，将腰带在背后交叉，回到腰前系好
	脱隔离衣	·解开腰带，系活结 ·解开袖口或袖带，正确塞好衣袖 ·消毒双手 ·解开衣领，注意保持衣领清洁 ·正确脱下衣袖，不污染手和手臂
	整理	·折衣正确，符合要求 ·挂衣区域位置正确，无污染
效果评价		·在规定时间内完成 ·操作熟练、符合程序，应变能力强 ·隔离概念明确，清晰区分清洁面、污染面、清洁区域 ·穿脱隔离衣过程中，保持衣领清洁，不污染隔离衣内面、面部等

（王　群）

重点·笔记

第四章　穿脱防护服

【操作目的】

1. 防止院内感染。
2. 预防医院患者和医护人员遭受细菌、微生物等病原体感染。

【常用英文词汇】

clean area 清洁区　eye visor 护目镜
potentially contaminated area 潜在污染区
protective face mask for medical use 医用防护口罩
contaminated area 污染区　gloves 手套
disposable protective clothing 医用一次性防护服
ace-seal check 气密性检查

【病例】

某传染病专科医院某病房收治了大量新型冠状病毒肺炎（COVID-19）患者。请按照标准预防要求做好进入病房护理患者的防护准备。

【操作前准备】

1. 环境评估

护士确定所处环境区域为清洁区，环境宽敞明亮；护士即将进入潜在污染区及污染区。

2. 护士准备

在清洁区护士衣物整洁，修剪指甲，去除手表及手部饰品，头发盘起，洗手。

3. 用物准备

（1）清洁区备物：快速手消毒液、圆帽、医用防护口罩（N95口罩）、长袖分体工作服、医用橡胶手套、医用垃圾桶。

1. 清洁区：医务人员值班室、卫生间、更衣室、配餐间等。
2. 潜在污染区：护士站、内走廊、医务人员办公室、治疗室等。
3. 污染区：病室、污物间等。

重点·笔记

（2）潜在污染区备物：快速手消毒液、医用一次性防护服（含鞋套）、护目镜、医用橡胶手套 / 无菌手套、医用外科口罩、医用垃圾桶（图 4-1）。

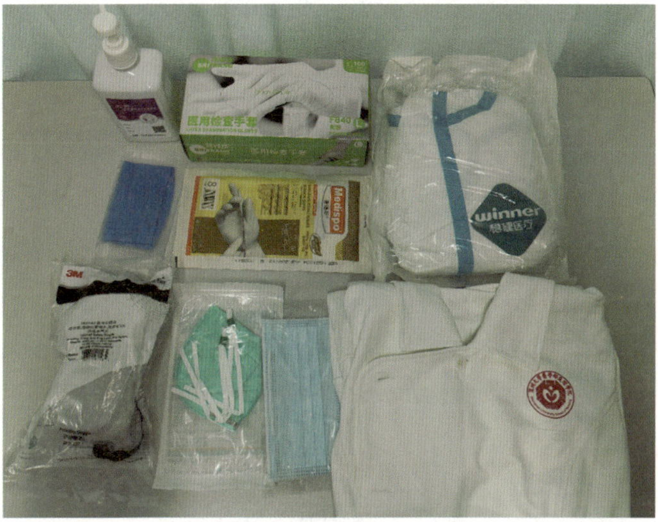

图 4-1　用物准备

（3）污染区备物：快速手消毒液、医用垃圾桶。

【操作步骤】

➡ 正确佩戴、摘脱医用防护口罩流程（以 N95 口罩为例）

1. 佩戴防护口罩

（1）洗手。

（2）选择合适的口罩型号，检查包装完整性及有效期，确保在有效期内。

（3）将拆开包装的 N95 口罩内侧面朝上，一手托住防护口罩，有鼻夹的一面向外（图 4-2）。

（4）用托举口罩手的手指夹住上方固定带，将防护口罩移至口鼻处罩住口、鼻及下巴，鼻夹部位向上紧贴面部（图 4-3）。

（5）用另一只手将下方的固定带拉过头顶放于颈后双耳下，再将上方固定带拉至头顶中部（图 4-4，图 4-5）。

（6）理顺固定绳避免扭转打结，避免压伤耳部，调整松紧绳，使口罩紧贴脸颊及下颌。

重点·笔记

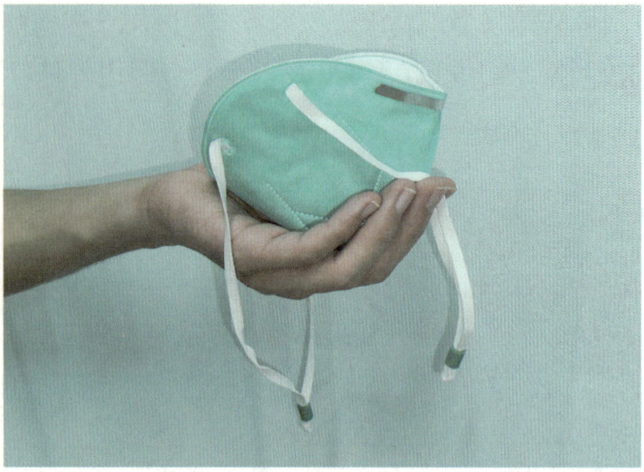

图 4-2　托举口罩

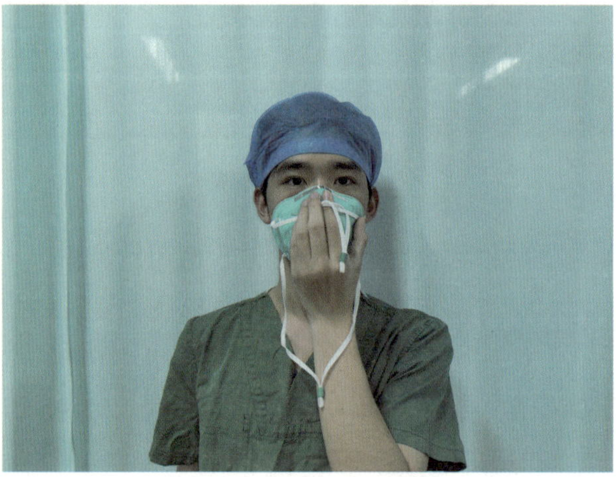

图 4-3　口罩固定在口鼻处

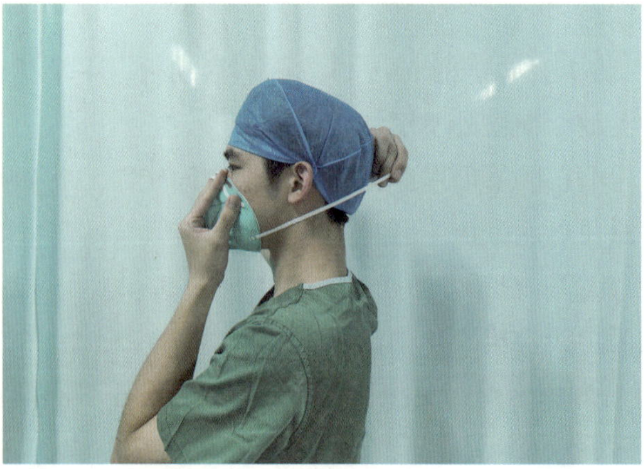

图 4-4　拉下方固定带

重点·笔记

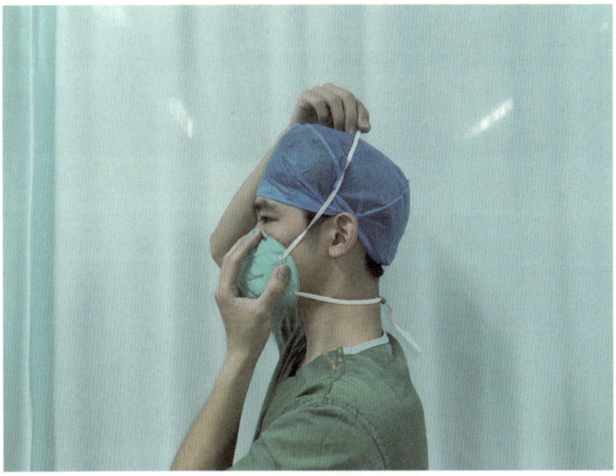

图 4–5　拉上方固定带

（7）用双手食指指尖按压鼻梁部位的金属夹，使金属条紧贴鼻梁。从中间位置开始，用手指向内按压鼻夹，并分别向两侧移动和按压，根据鼻梁的形状塑造鼻夹，使口罩紧贴面颊（图 4–6）。

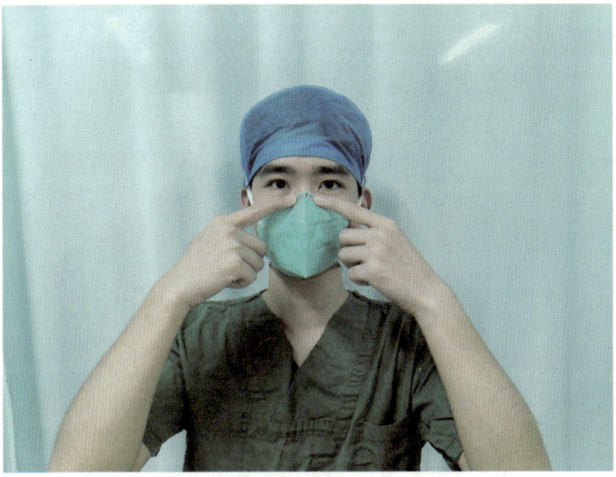

图 4–6　双手按压鼻梁金属条

（8）进行佩戴气密性检查。双手掌完全覆盖住防护口罩，快速用力呼气、吸气两次，检查是否漏气，可通过感觉面颊上方是否有气流或眼镜是否有雾气判断。若鼻夹附近有漏气则应按上述步骤重新调整鼻夹；若四周有漏气，应调整到不漏气为止（图 4–7）。

重点·笔记

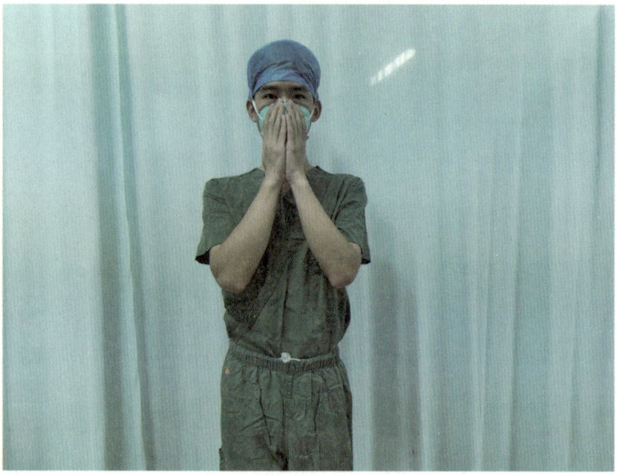

图 4-7 口罩佩戴气密性检查

2. 摘取防护口罩

（1）洗手。

（2）双手缓慢挑起颈部的下固定带，将其缓慢拉过头顶至前方（图 4-8）。

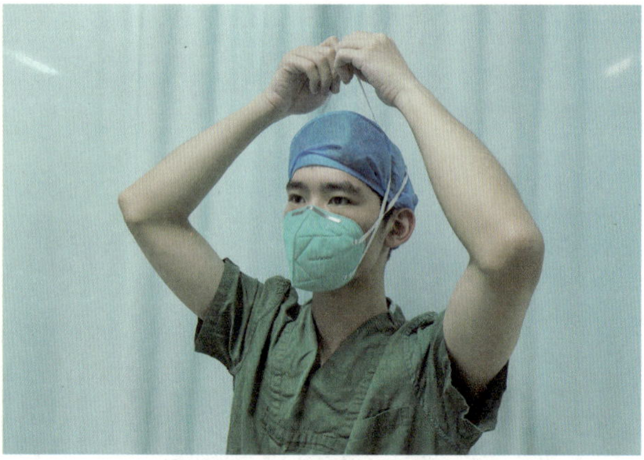

图 4-8 拉起颈部下固定带

（3）再次挑起后枕部上固定带，将其拉至前方提起摘除口罩，注意动作轻柔缓慢（图 4-9）。

（4）双手捏住带子，将口罩慢慢远离面部，注意整个过程中避免用手触及口罩外部，仅可捏住口罩系带，弃入医疗垃圾桶内（图 4-10）。

重点·笔记

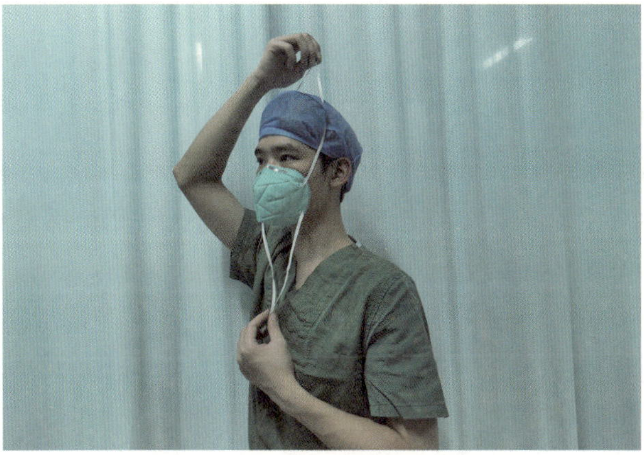

图 4-9 拉起后枕部上固定带

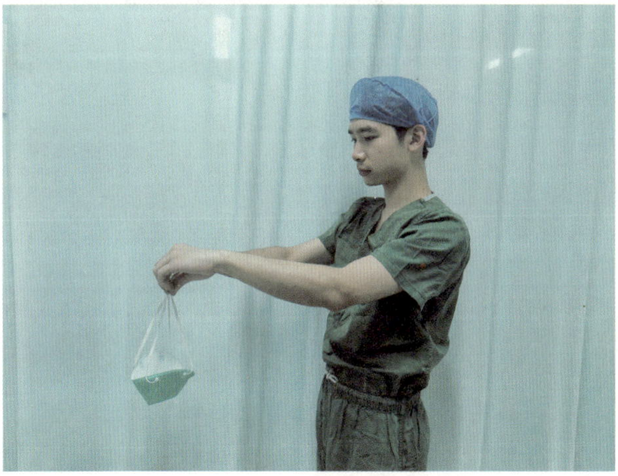

图 4-10 丢弃口罩

（5）洗手。

正确穿戴防护用品流程

• 从清洁区进入潜在污染区

1. 洗手

七步洗手法洁净双手。

2. 戴圆帽

戴一次性圆帽，要求将所有头发都包在圆帽内，帽檐在眉毛上方，并将刘海及碎发收入帽内。

3. 戴口罩

按照戴 N95 口罩方法佩戴医用防护口罩。

重点·笔记

4. **穿工作服**

穿分体清洁工作服，先穿下裤，再穿长袖上衣，确保内侧衣服不外露。

5. **戴手套**

戴内层手套，检查手套是否破损漏气，手套口需套住分体工作服袖口（图 4-11）。

6. **自身检查**

对镜检查是否已穿戴整齐；根据需要，登记进入清洁区时间及个人信息，准备进入潜在污染区。

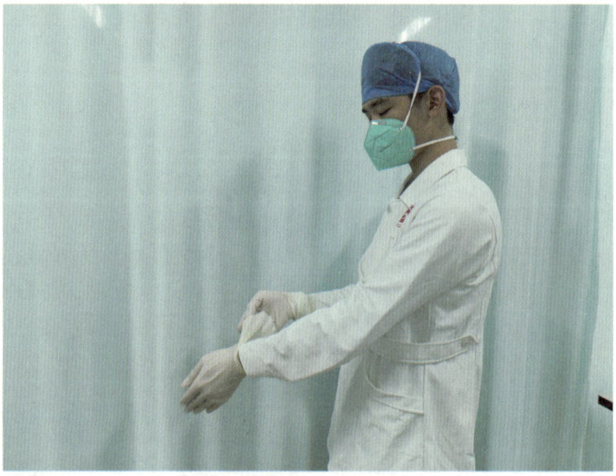

图 4-11　戴内层手套

• 从潜在污染区进入污染区

7. **检查防护服**

进入潜在污染区，检查防护服包装及有效期，打开包装，查看有无破损，反复试验拉链。

8. **穿防护服**

（1）将防护服拉链拉到最底端，双手捏住拉链两侧最底端，注意避免防护服帽及衣袖碰触地面。

（2）坐在凳子上，左右腿依次穿上防护服裤腿，注意避免防护服帽及衣袖碰触地面（图 4-12）。

（3）起身依次穿好防护服、左右衣袖。将防护服帽戴于一次性帽上，防护服帽檐盖住一次性圆帽（图 4-13~ 图 4-15）。

（4）拉上防护服拉链，对照镜子整理好防护服，尽量拉全拉链，检查防护服是否最大面积保护到自身（图 4-16~ 图 4-18）。

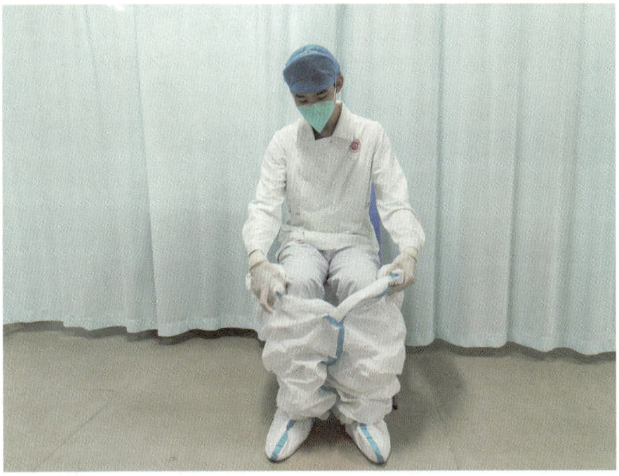

图 4-12 穿防护服裤腿

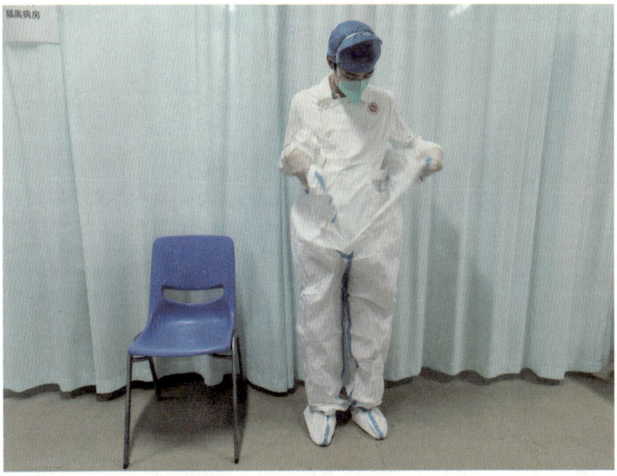

图 4-13 起身穿防护服

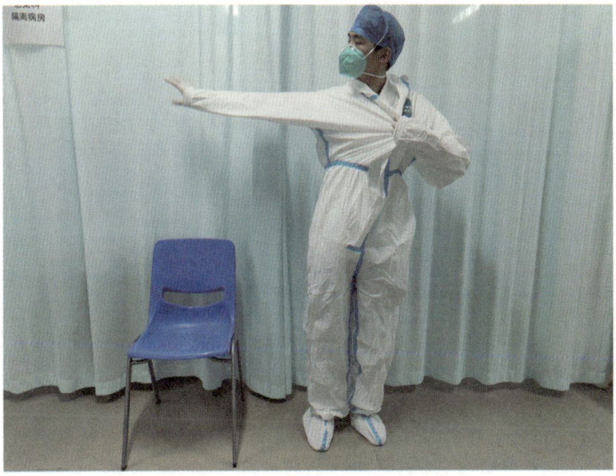

图 4-14 穿防护服左右衣袖

重点·笔记

重点·笔记

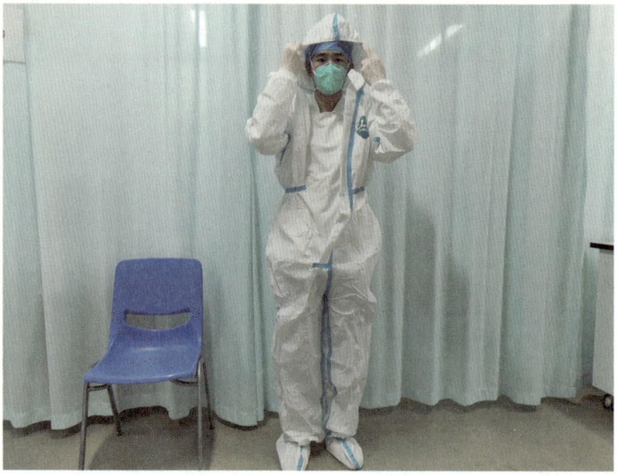

图 4-15　戴防护服帽子

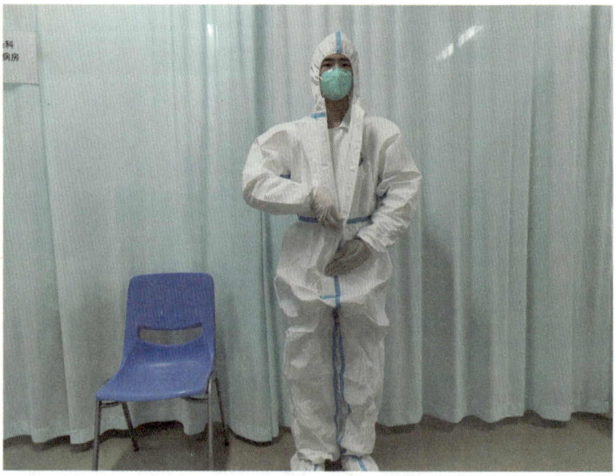

图 4-16　拉上防护服拉链

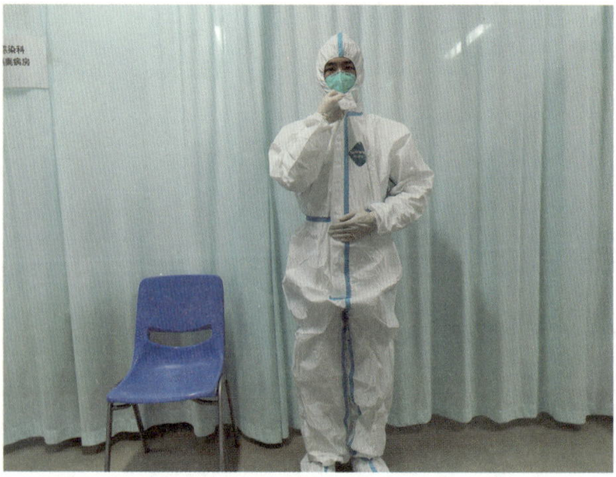

图 4-17　拉全防护服拉链

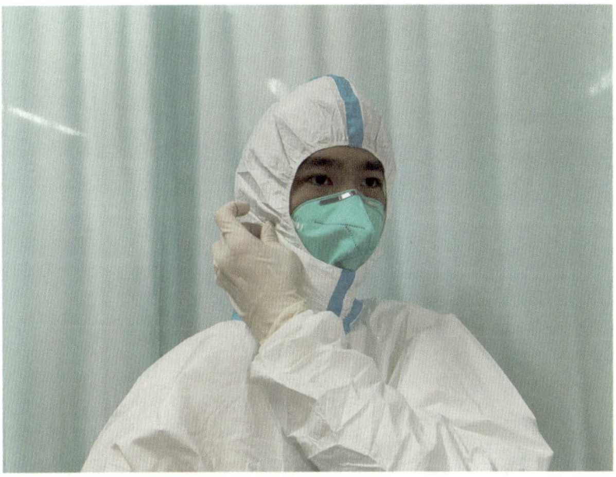

图 4-18　整理防护服保护全身

9. **戴护目镜**

（1）检查护目镜有无破损。

（2）佩戴护目镜要求上方压住少部分防护服，护目镜下方压在 N95 口罩上（图 4-19，图 4-20）。

（3）调整护目镜松紧，以护目镜不出现雾气为宜（图 4-21，图 4-22）。

10. **戴手套**

戴外层手套，手套口需套住防护服袖口（图 4-23）。

11. **穿鞋套**

（1）将鞋套尽量拉高拉紧。

（2）无鞋套式防护服需备鞋套。

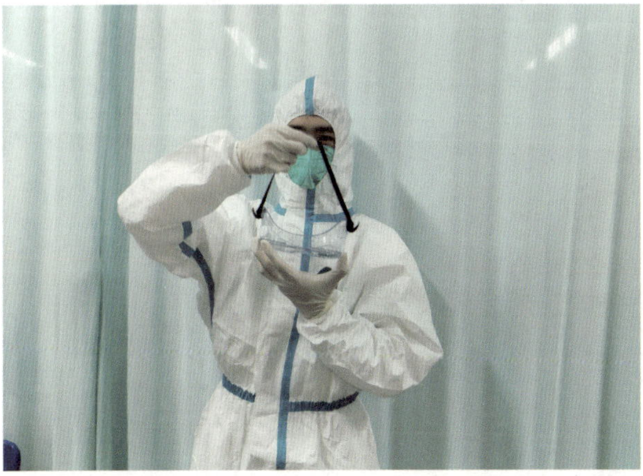

图 4-19　拿护目镜

重点·笔记

1. 若接触患者体液、分泌物、排泄物等污染物时，应佩戴一次性医用检查手套。

2. 若进行手术、换药等无菌操作，以及接触患者破损皮肤、黏膜时，应佩戴无菌手套。

重点·笔记

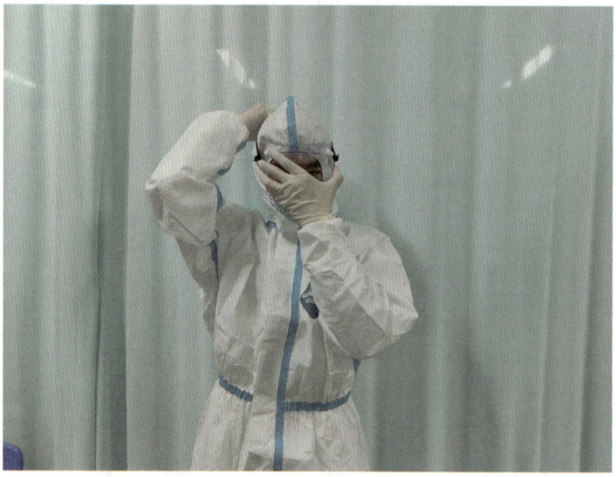

图4-20　戴护目镜

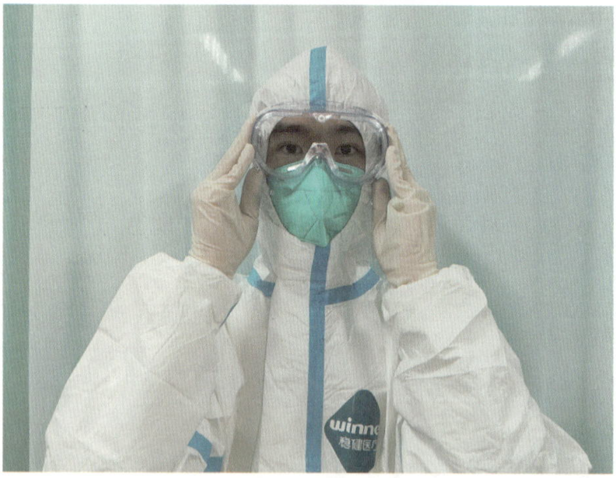

图4-21　调整护目镜

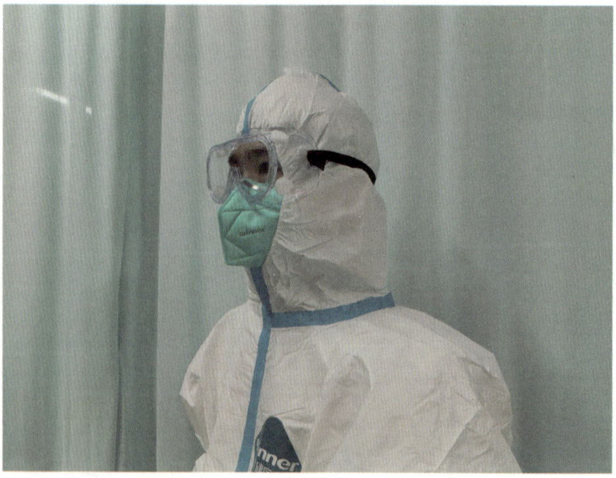

图4-22　戴护目镜完毕

重点·笔记

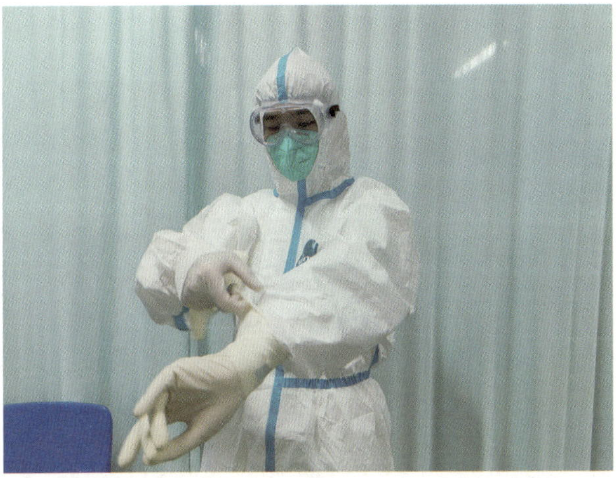

图 4-23　戴外层手套

12. **自身检查**

穿戴完毕，对照全身镜检查是否全包围，防护服是否有破损。检查完毕，准备进入污染区工作（图 4-24）。

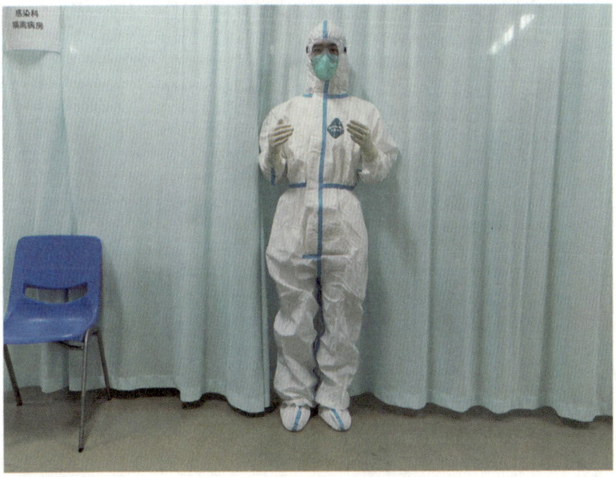

图 4-24　自身检查

正确摘脱防护用品流程

• 准备离开污染区进入潜在污染区前——污染区

1. **脱手套、洗手、消毒手**

结束污染区工作准备脱去防护服，按七步洗手法洗手，反复揉搓至干燥，脱外层手套，消毒双手（图 4-25）。

2. **摘护目镜**

双手食指与拇指捏住护目镜两侧向前拉伸，再向上抬起，由

重点·笔记

侧后方弃入医疗垃圾桶内，避免接触护目镜（图 4-26~ 图 4-28）。

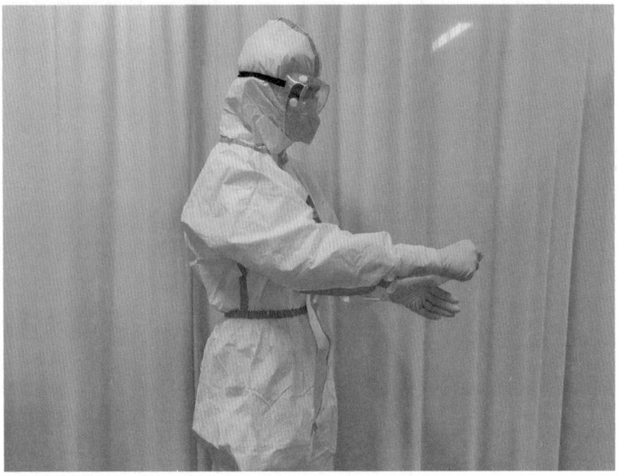

图 4-25　脱外层手套

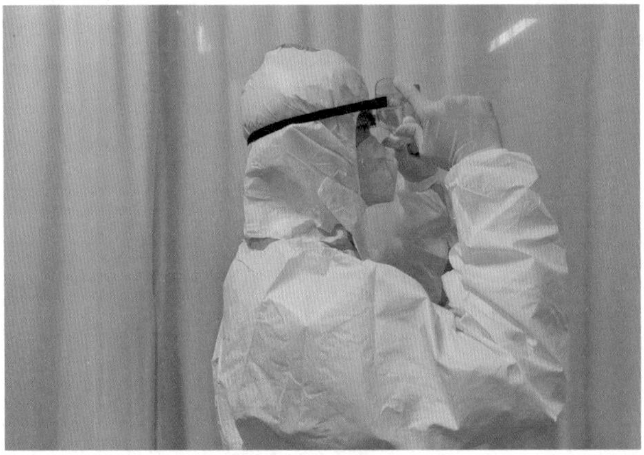

图 4-26　拉伸护目镜两侧

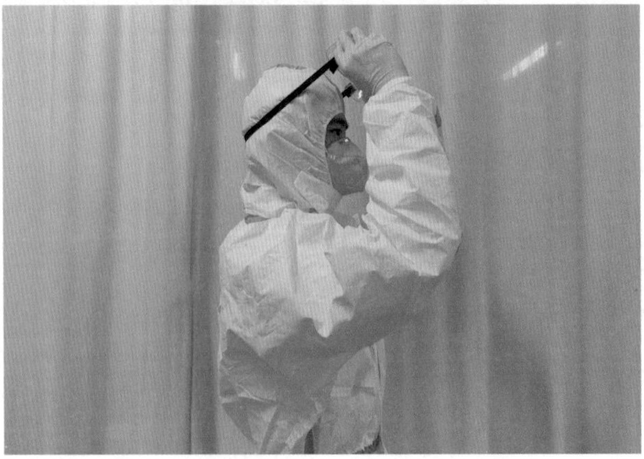

图 4-27　抬起护目镜

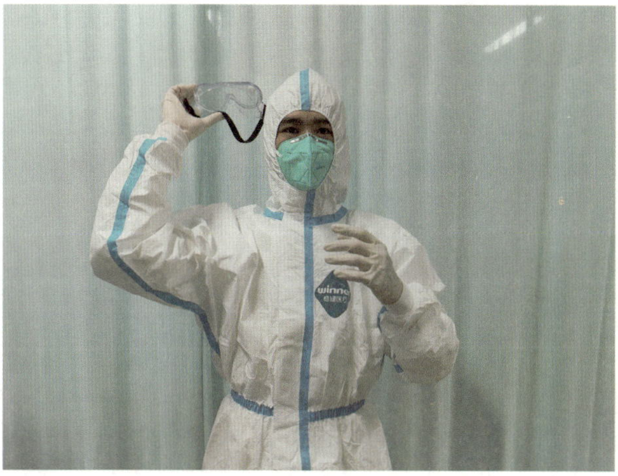

图 4-28　从侧后方移走护目镜

3. 脱防护服

（1）脱去防护服。先将拉链拉到底，注意动作轻柔缓慢（图 4-29）。

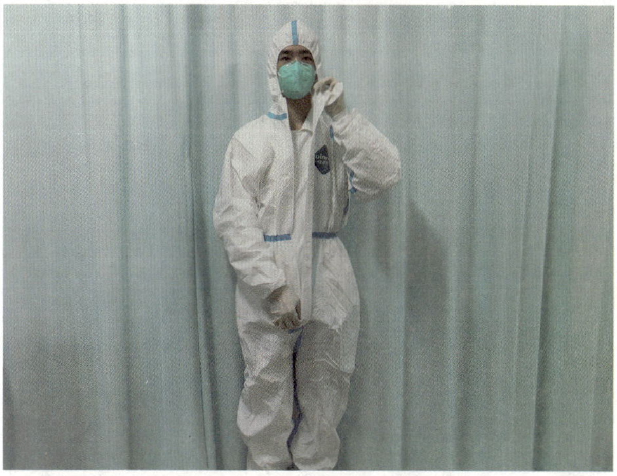

图 4-29　拉开防护服拉链

（2）双手捏住拉链上端外侧向外展。轻轻向上提拉防护服帽子，使帽子脱离头部与一次性圆帽分离，双手由帽子顶部自上而下向外翻卷防护服（图 4-30~ 图 4-32）。

（3）脱袖子，由上向下边脱边翻卷直至膝盖处，连同鞋套一并向下卷脱至脚踝处（图 4-33~ 图 4-35）。

（4）脱鞋套，顺序为先足跟后足尖（图 4-36）。

重点·笔记

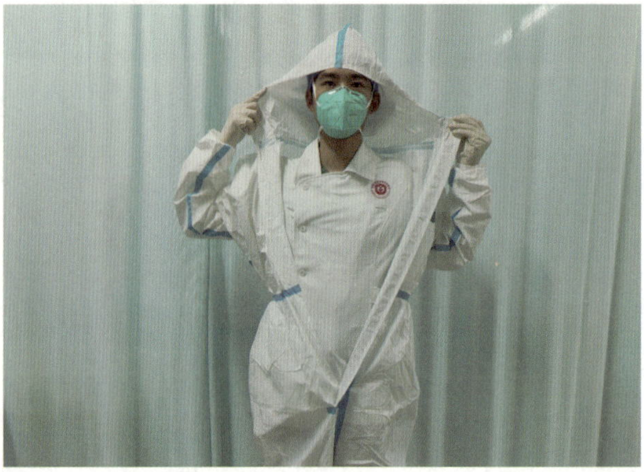

图 4-30 外展防护服

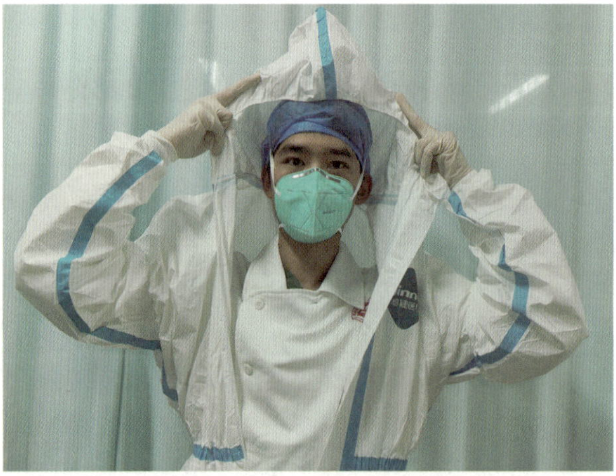

图 4-31 提拉防护服帽子

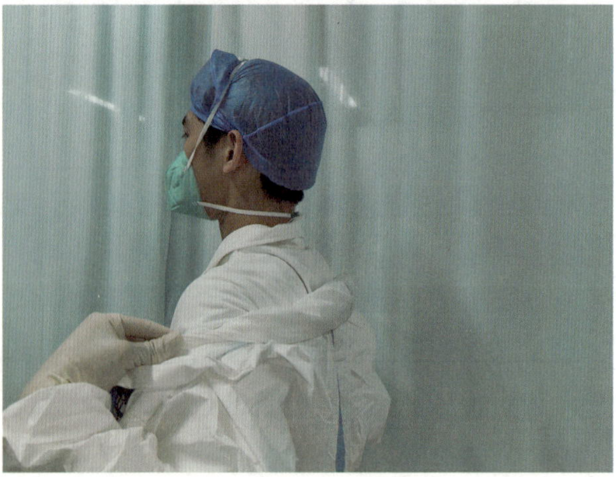

图 4-32 向外翻卷防护服帽子、衣领

重点·笔记

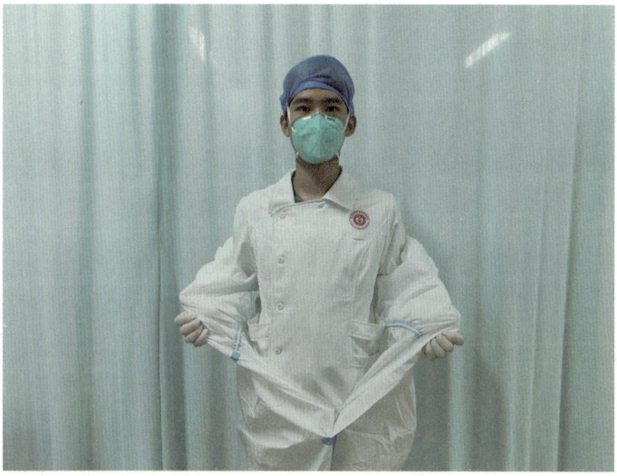

图 4-33　脱防护服衣袖

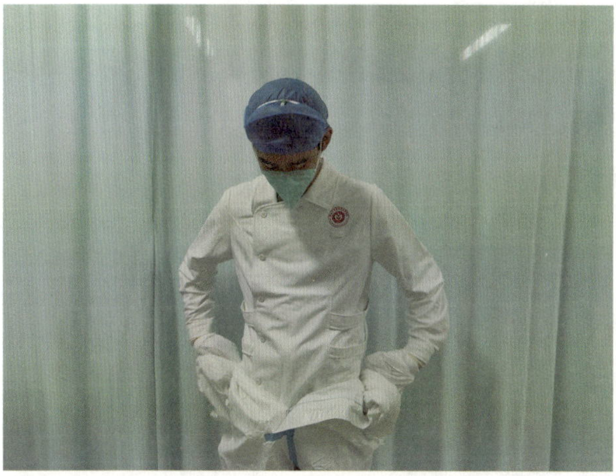

图 4-34　边脱边翻卷防护服上衣

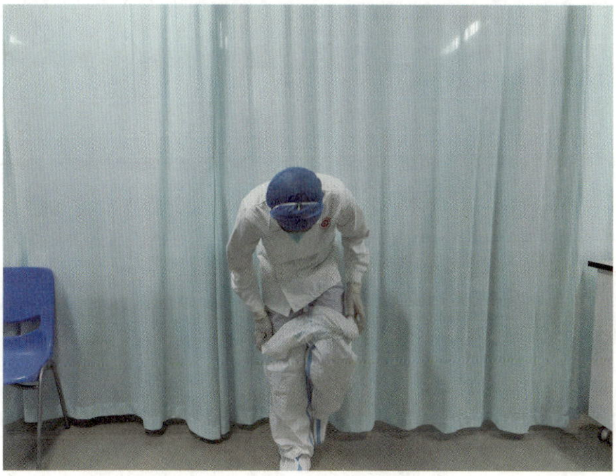

图 4-35　翻卷防护服脱至膝盖处

重点·笔记

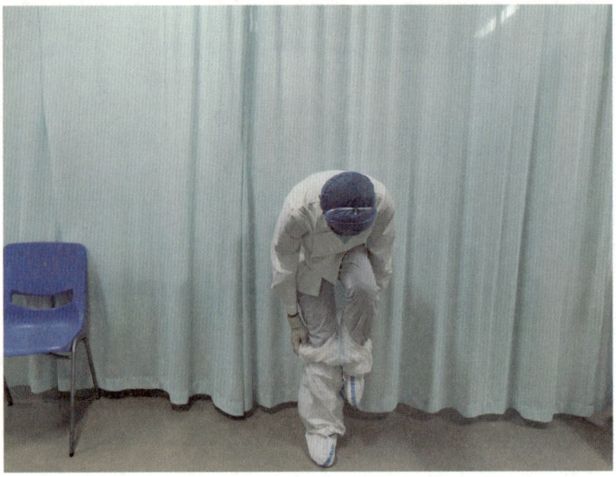

图 4–36　脱防护服鞋套

（5）脱防护服时全程污染面向里卷入，双手不能触碰自身衣物，防止污染；动作轻柔缓慢，防止形成气溶胶，脱下后弃入医疗垃圾桶（图 4–37）。

4. 洗手

进行洗手或手消毒，准备进入潜在污染区。

• 从潜在污染区进入清洁区前——潜在污染区

5. 洗手

进入潜在污染区，再次洗手或手消毒。

6. 脱手套

脱内层手套（图 4–38）。

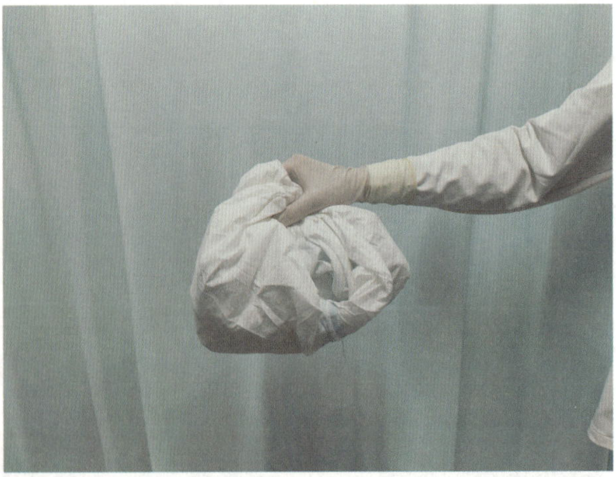

图 4–37　丢弃防护服

重点·笔记

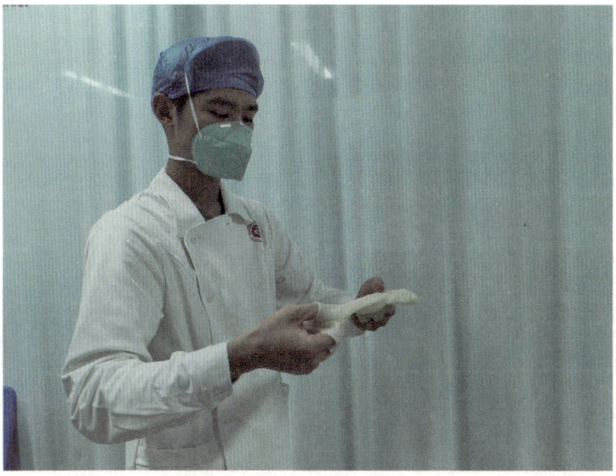

图 4-38　脱内层手套

7. 脱工作服

自上而下脱分体工作服。注意分清洁净与污染部分，污染面朝外翻卷（图 4-39~ 图 4-41）。

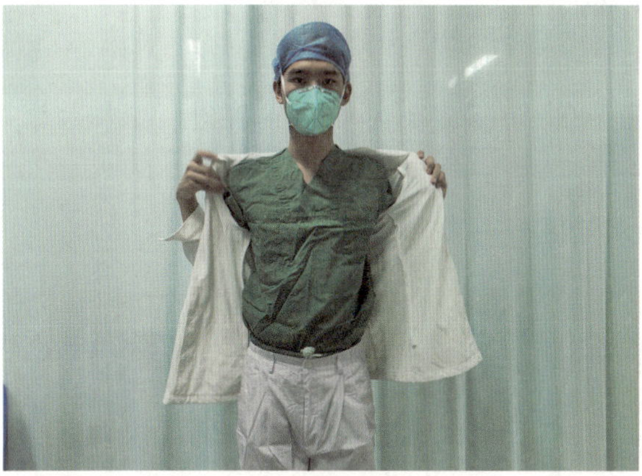

图 4-39　脱分体工作服

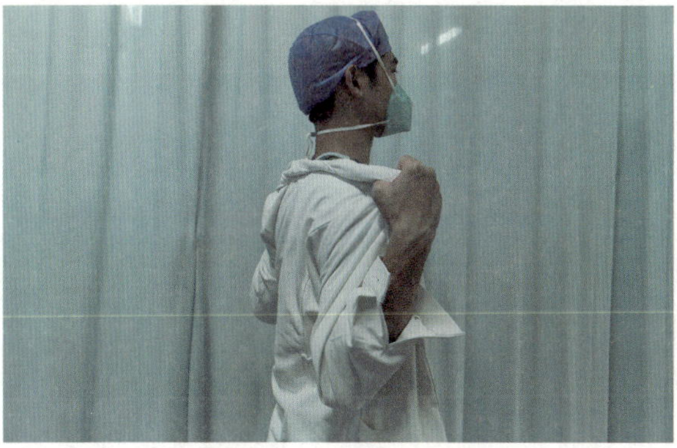

图 4-40　向外翻卷工作服

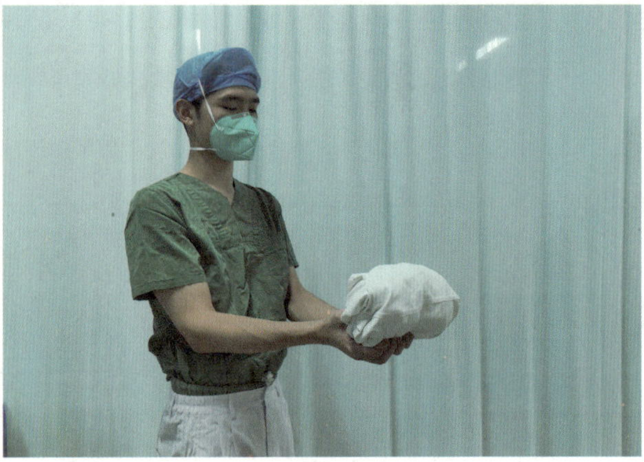

图 4-41 丢弃工作服

8. 摘脱口罩和圆帽

按照摘脱医用防护 N95 口罩的方法摘口罩，弃入医疗垃圾桶内；摘脱一次性圆帽，用两手指从圆帽中间捏起圆帽，由后侧方弃入医疗垃圾桶内。

9. 洗手

进行洗手或手消毒，最后根据情况进行工作登记，准备进入清洁区。

• 进入清洁区——清洁区

10. 沐浴更衣

在清洁区内，护士沐浴更衣后，洗手，佩戴一次性医用外科口罩，可离开清洁区。

11. 时间要求

穿脱防护服操作，从位于清洁区洗手至离开清洁区洗手、戴口罩，用时不超过 18 分钟。

【注意事项】

1. 佩戴一次性医用防护口罩，不应只用一只手捏金属鼻夹。

2. 口罩潮湿或受到患者体液污染后，应及时更换。

3. 每次佩戴医用防护口罩进入工作区域之前，均应做佩戴气密性检查。

4. 医用一次性防护服只限在规定区域内穿脱。

5. 医用一次性防护服穿时勿使衣袖触及面部和衣领，发现有

重点·笔记

渗漏或破损应及时更换，脱时应避免污染。

6. 穿戴医用一次性防护服时，护理不同类传染病患者之间及疑似患者之间应进行更换。

【知识拓展】

防护知识知多少？

•标准预防：是基于患者的体液（血液、组织液等）、分泌物（不包括汗液）、排泄物、黏膜和非完整皮肤均可能含有病原体的原因，针对医院患者和医务人员采取的一组预防感染措施。包括手卫生，根据预期可能的暴露穿戴手套、隔离衣、口罩、帽子、护目镜或防护面罩等个人防护用品，安全注射，以及穿戴合适的防护用品处理污染的物品与医疗器械等。

•个人防护用品：是用于保护使用者避免接触病原体的各种屏障用品，包括口罩、手套、护目镜、防护面罩、隔离衣、医用一次性防护服、防水围裙等。

•三区两通道：三区是指清洁区、潜在污染区、污染区；两通道是指进行呼吸道传染病诊治的病区中的医护人员通道和患者通道，其中医护人员通道、出入口设在清洁区一端，患者通道、出入口设在污染区一端。

•需要穿医用一次性防护服的情况：

（1）接触甲类及乙类（按甲类管理）的传染病患者时。

（2）接触传播途径不明的新发传染病患者时。

（3）为高致病性、高病死率的传染病患者进行诊疗护理操作时。

【护考考点】

1. 隔离区域的划分。
2. 隔离的种类。
3. 隔离技术的使用方法。
4. 医疗废物的分类与处理。

重点·笔记

【测试题】

扫码练习

【评价标准】

穿脱防护服操作质量标准

项目	操作质量标准	
评估准备	环境评估	·护士正确区分所处何种隔离环境区域 ·清洁区环境宽敞明亮、干净整洁
	护士准备	·护士所处区域为清洁区 ·个人衣物干净整洁，修剪指甲，去除手表及手部饰品，头发盘起、洗手
	用物准备	·根据不同的区域准备不同物品 ·物品准备齐全，放置合理，包装完好，型号合适，在有效期内
实施——穿戴防护用品	从清洁区进入潜在污染区	·按要求戴一次性圆帽，头发无外露 ·按正确流程佩戴一次性医用口罩 ·进行口罩佩戴气密性检查，口罩气密性良好 ·穿分体工作服顺序正确，先下后上，内侧衣服不外露 ·戴橡胶内层手套，手套收紧袖口
	从潜在污染区进入污染区	·检查防护服外包装正确，打开包装反复试验拉链方法正确 ·穿防护服先穿裤腿，防护服衣帽、衣袖不碰触地面 ·依次穿好防护服、左右衣袖，戴上帽子，内侧圆帽不外露 ·拉上防护服拉链，全身保护良好 ·戴护目镜方法正确，松紧适宜 ·护目镜上压防护服下压口罩，自身皮肤不外露 ·戴外层手套，手套收紧防护服袖口 ·全身检查穿戴完毕

重点·笔记

续表

项目	操作质量标准	
实施——摘脱防护用品	污染区	·脱手套、洗手、消毒手 ·摘护目镜方法正确，丢弃的方向正确，不污染自身，弃入垃圾桶正确 ·脱防护服，将拉链拉到底，动作轻柔缓慢 ·脱防护服外展防护服手法正确，帽子分离正确 ·向外翻卷防护服时不污染内层工作衣 ·由上向下边脱边翻卷直至到膝盖处，连同鞋套一并向下卷脱至脚踝处 ·脱防护服全程污染面向里卷入，双手不触碰自身衣物 ·防护服弃入医疗垃圾桶 ·洗手
	潜在污染区	·再次洗手或手消毒 ·脱内层手套 ·自上而下脱分体工作服，污染面朝外翻卷 ·脱医用防护口罩方法正确，弃入垃圾桶正确 ·摘圆帽方法正确，弃入垃圾桶正确 ·洗手
	清洁区	·洗手、佩戴外科口罩
效果评价	·在规定时间内完成穿脱防护服操作 ·操作熟练、符合程序、应变能力强 ·隔离概念明确，严格区分清洁区、潜在污染区和污染区 ·穿脱防护用品过程中，不污染自身及衣物 ·严格遵守消毒隔离制度	

（方淇玉）

重点·笔记

第五章　铺备用床

【操作目的】

保持病室清洁整齐，准备迎接新患者。

【常用英文词汇】

closed bed 备用床
pillow 枕头
quilt 被子
sheet 床单
quilt cover 被套

【病例】

3 床，患者唐某，女性，73 岁，因“糖尿病”收治入院。经治疗病情稳定，已于今日上午出院。该患者所使用的被服已经送洗，病床、床旁桌、床旁椅等已经用消毒液擦拭完毕。现在请重新铺备用床，准备迎接新患者。

【操作前准备】

1. 环境

清洁、通风，无患者正在治疗或进餐。

2. 病床

病床无损坏，床轮固定。

1. 若病床的床头或膝下支架抬起，需要提前摇平。

2. 床垫长时间受压，会产生凹陷，因此必要时需翻转床垫。

3. 护士准备

衣帽整洁，修剪指甲，洗手，戴口罩。

4. 用物准备

（1）叠大单（图 5-1，图 5-2）。

（2）叠被套（图 5-3，图 5-4）。

（3）叠棉胎（图 5-5，图 5-6）。

（4）按使用顺序摆放整齐。

由下至上：枕芯、枕套、棉胎、被套、大单（图 5-7）。

便于拿取用物，节时省力。

重点·笔记

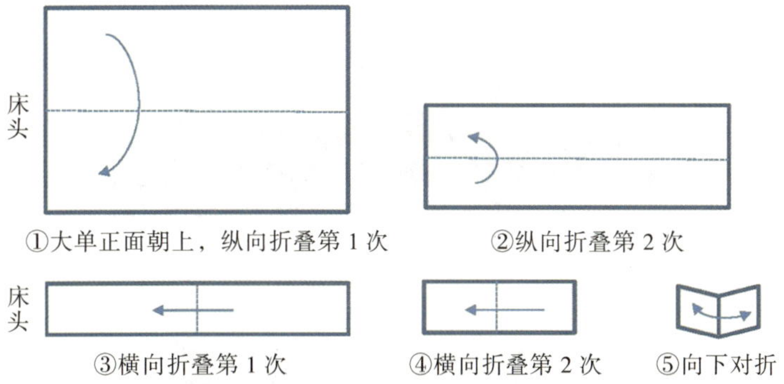

图 5-1 大单的叠法

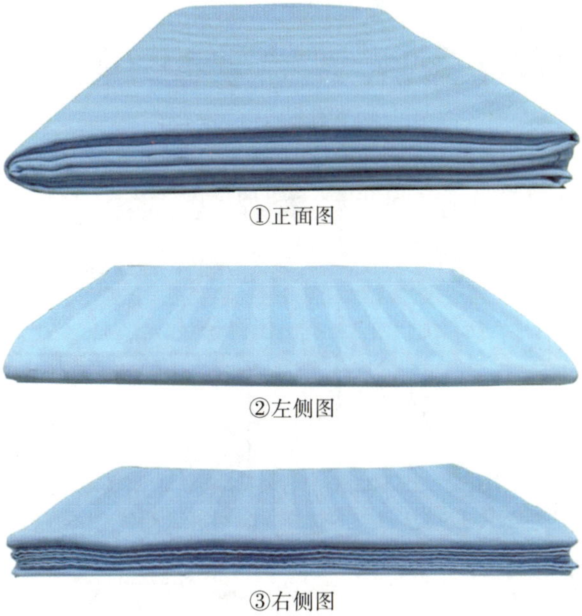

图 5-2 叠好的大单

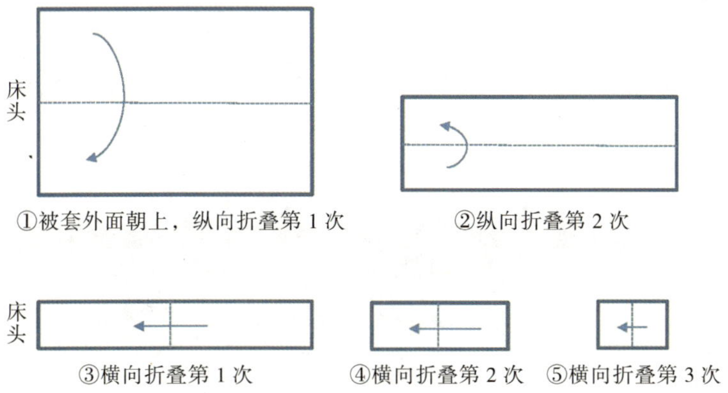

图 5-3 被套的叠法

重点·笔记

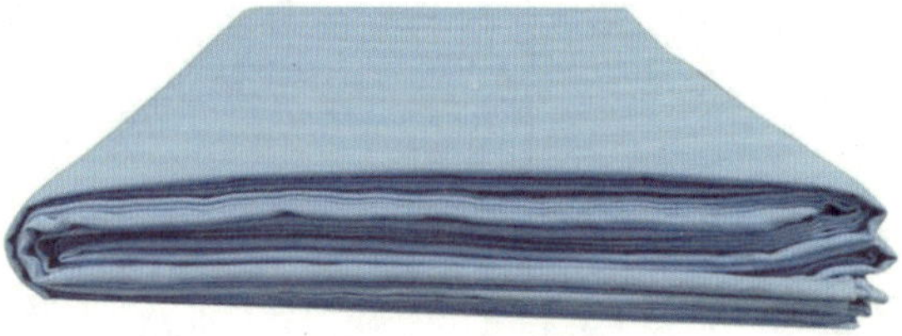

①正面图

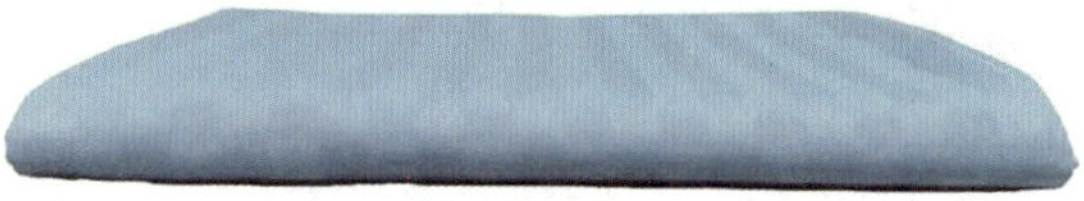

②左侧图

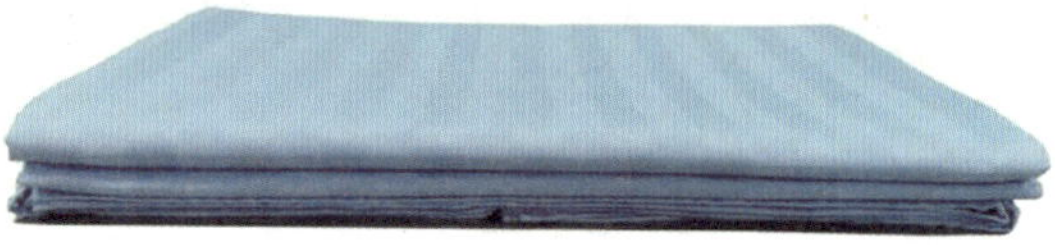

③右侧图

图 5-4　叠好的被套

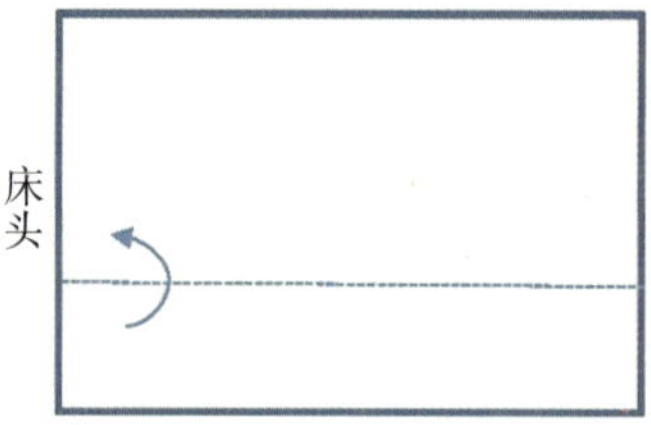

①棉胎纵向三等分，内折第 1 次

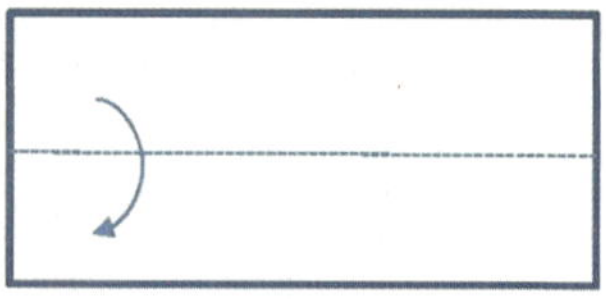

②棉胎内折第 2 次

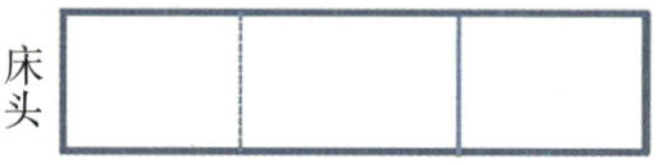

③棉胎横向三等分

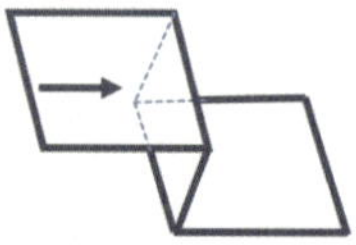

④由头部向尾部“S”形三折

图 5-5　棉胎的叠法

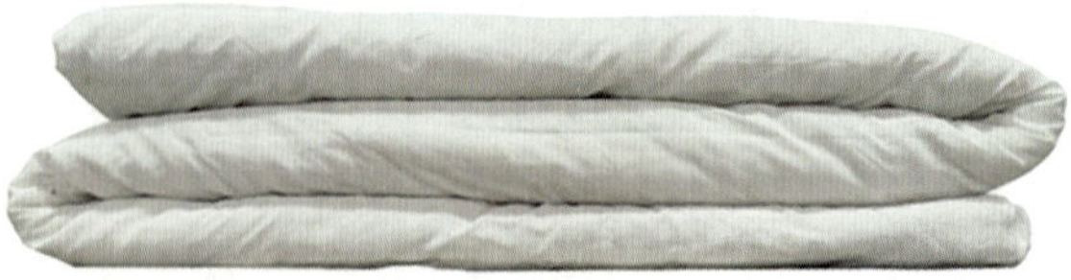

图 5-6　叠好的棉胎

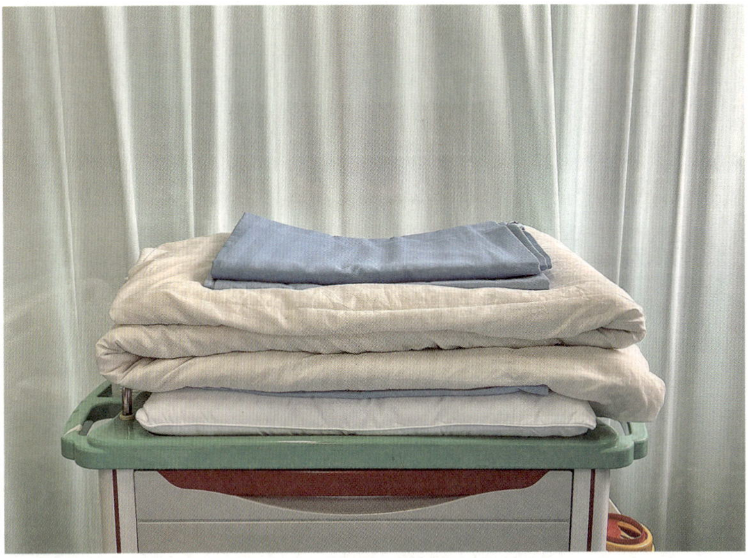

图 5-7　铺备用床用物

重点·笔记

【操作步骤】

1. 移桌椅

移开床头桌距床 20cm，移床旁椅放置于床尾。

2. 铺大单

（1）将大单正面向上放于床中间，与床横、纵中线对齐。

（2）由床头至床尾，由近侧至对侧展开。

（3）一手托起床垫一角，一手伸过床头中线将大单折入床垫下。

（4）提起大单边缘使侧面呈等腰直角三角形（图 5-8），沿床缘划线（图 5-9）并平铺于床面。

1. 放大单时，站在床右侧中间，双下肢左右分开，可减少来回走动，节时省力。

2. 展开大单时，双下肢前后分开站立，两膝稍弯，使用肘部力量展开，保持身体平衡。

大单平、紧，中线对齐，保持床面美观。

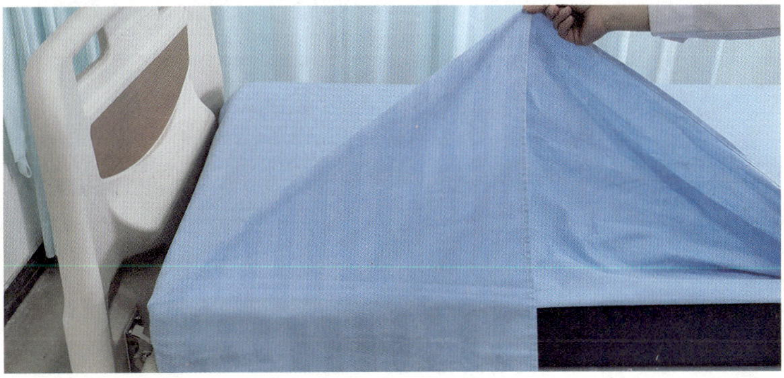

图 5-8　提起大单边缘

重点·笔记

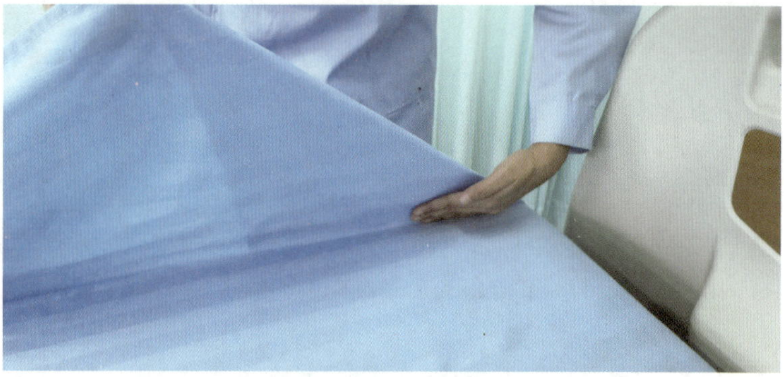

图 5-9　沿床缘划线

（5）将下垂的大单塞于床垫下（图 5-10）。

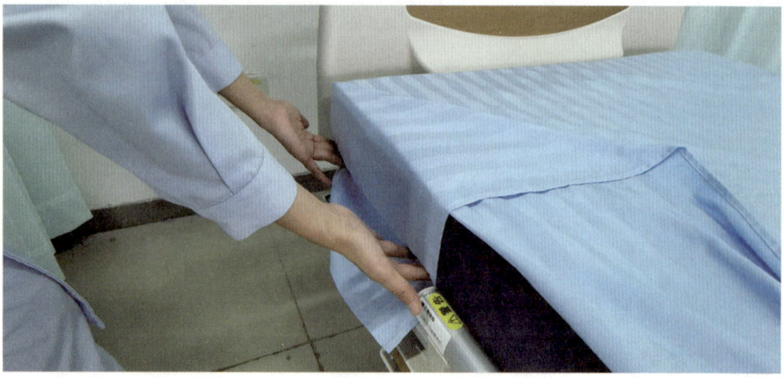

图 5-10　将下垂的大单塞于床垫下（始）

（6）沿床侧缘撑单（图 5-11，图 5-12）。

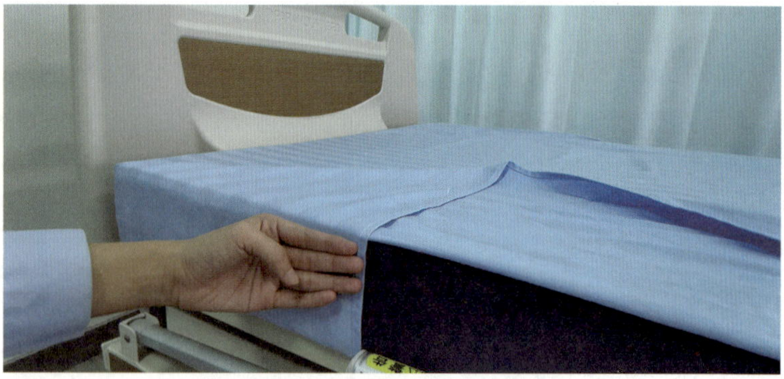

图 5-11　沿床侧缘撑单（始）

重点·笔记

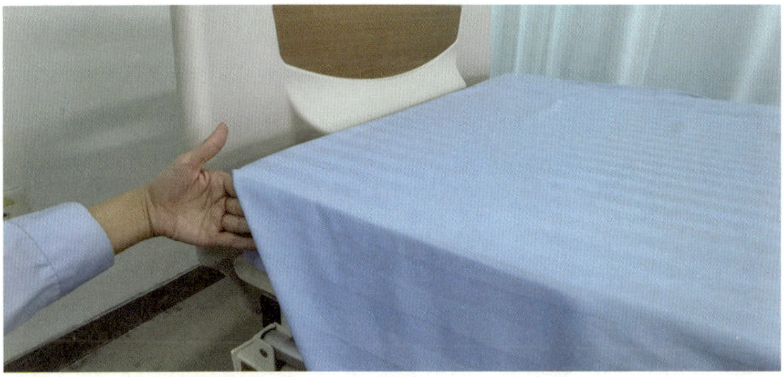

图 5-12　沿床侧缘撑单（终）

（7）将下垂的大单塞于床垫下（图 5-13）。

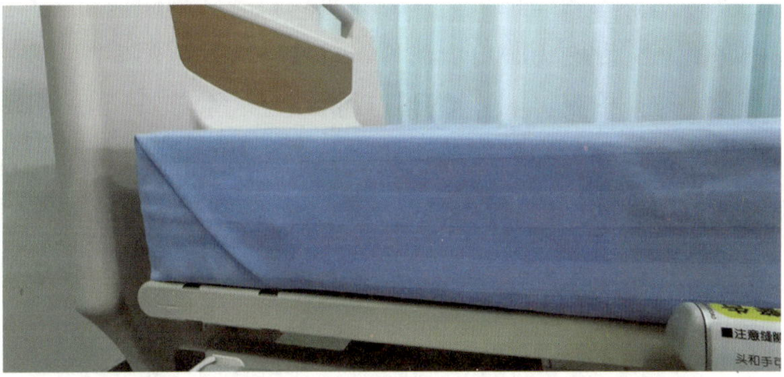

图 5-13　将下垂的大单塞于床垫下（终）

（8）同步骤铺同侧床尾床角。

（9）将床中间的大单塞于床垫下。

（10）对侧同法。

铺大单顺序：先床头，后床尾；先近侧，后对侧。

3. 套被套

（1）将被套正面向上，上缘齐床头、右缘齐床中线放置。

（2）将开口端向床尾展平，由近侧至对侧展开。

（3）将被套尾部开口端的上层打开至 1/3 处。

（4）将棉胎放于被套尾端开口处（图 5-14），拉棉胎至被套前端的被头中部。

重点·笔记

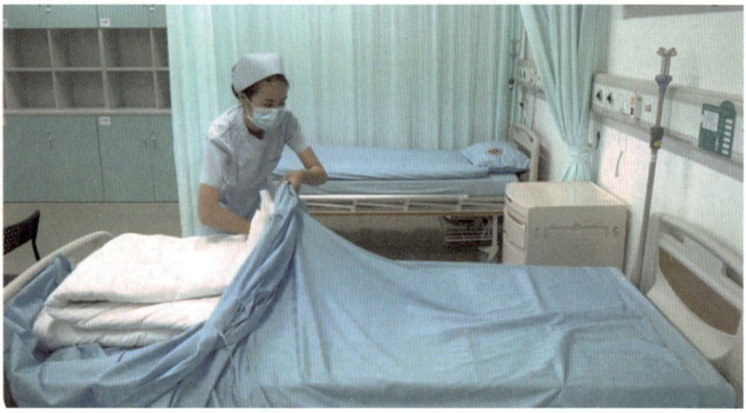

图 5-14　将棉胎放于被套尾端开口处

棉胎上缘、顶角及边缘，应与被套的上缘、顶角及边缘吻合、充实。

（5）充实远侧棉胎角于被套顶角处，展开远侧棉胎。

（6）充实近侧棉胎角于被套顶角处，展开近侧棉胎。

（7）拉平棉胎、平整被套，反折被尾、系带。

（8）将两侧棉被齐床缘内折，被筒上缘距床头 15cm，被尾与床尾平齐内折。

1. 枕芯与枕套的角、边缘吻合，使四角充实。

2. 枕头开口背门，以保持病室美观。

4. 套枕套

（1）将枕芯套上枕套。

（2）将枕头横放于床头盖被上，开口背门（图 5-15）。

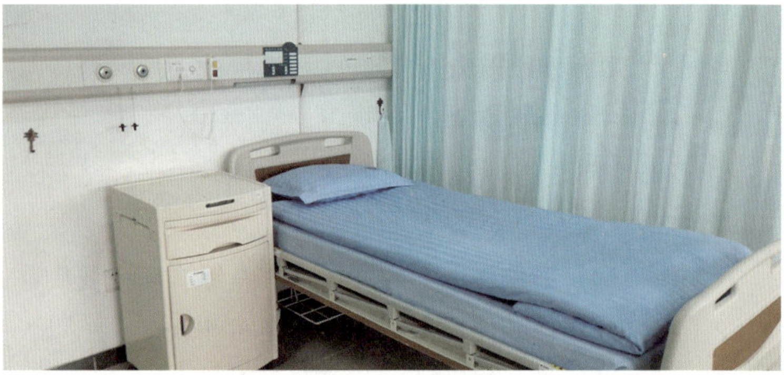

图 5-15　备用床

5. 整理

移回床头桌、床旁椅，洗手，脱口罩。

6. 时间要求

铺备用床操作要求 7 分钟内完成（从移床头桌开始到桌椅归位）。

重点·笔记

【注意事项】

1. 备物齐全，排列合理。

2. 运用人体力学原理，动作轻稳，节时省力，姿态规范。

3. 各单中线对齐，做到平、紧、齐，大单四角平整；被头充实，被子平整；枕头平整、角充实，放置正确。

4. 病室及患者的床单位整洁、美观。

【知识拓展】

适用于长期卧床患者的多功能病床

针对长期卧床的患者翻身、排泄等需求，研究人员发明了一种具有自动翻身和体位调整、大小便排泄系统的智能病床（专利号 CN202410532881.5）。该病床可以利用多种传感器监测患者的活动数据，判断患者是否具有活动意向或者大小便需求；当确定患者有翻身或活动意向，或者有大小便需求时，可以基于患者当前的卧床位置，自动调整病床支撑组件。

【护考考点】

1. 铺备用床的目的。

2. 铺床过程中省力原则的应用。

3. 铺床的注意事项。

【测试题】

扫码练习

【评价标准】

铺备用床操作质量标准

项目	操作质量标准	
评估	· 评估环境是否清洁、通风，有无患者治疗或进餐 · 评估病床有无损坏，床轮是否固定	
准备	· 着装整齐，指甲修剪干净 · 洗手，戴口罩 · 物品折叠方法正确，按使用顺序放置	
实施	铺大单	· 移开床头桌距床 20cm，移床旁椅于床尾 · 大单放置正确（与床横、纵中线对齐） · 大单展开正确 · 铺角手法规范、姿势正确 · 铺单顺序正确 · 四角平紧、周正 · 床单平、紧，中线对齐
	套被套	· 被套放置正确（正面向上，上缘齐床头、右缘齐床中线放置） · 被套展开正确 · 棉胎放置、展开正确 · 棉胎、棉被整理平整 · 被头距床头 15cm · 两侧及床尾齐床缘平整内折
	套枕套	· 枕头四角充实、平整 · 枕头放置位置正确，开口背门
	整理	· 桌椅归位 · 洗手，脱口罩
效果评价	· 在规定时间内完成操作 · 姿态正确、动作轻巧、节力统筹 · 操作熟练，符合程序 · 应变能力强 · 不遗漏、不颠倒关键步骤 · 床铺平整、美观、实用	

（黄玲玲）

重点·笔记

第六章　铺暂空床

【操作目的】

1. 供新住院患者或暂时离床患者使用。
2. 保持病室清洁整齐。

【常用英文词汇】

unoccupied bed 暂空床	pillow 枕头
quilt 被子	sheet 床单
quilt cover 被套	

【病例】

患者胡某，男性，62 岁，因“十二指肠溃疡”收治入院，该患者被分配到 5 床，请提前为患者准备暂空床。

若患者暂时离床活动或外出检查，操作前需向患者及家属解释操作目的。

【操作前准备】

1. 环境

清洁、通风，无患者正在治疗或进餐。

2. 病床

病床无损坏，床轮固定。

1. 若病床的床头或膝下支架抬起，需要提前摇平。

2. 床垫长时间受压，会产生凹陷，因此必要时需翻转床垫。

3. 护士准备

衣帽整洁，修剪指甲，洗手，戴口罩。

4. 用物准备

由下至上：枕芯、枕套、棉胎、被套、大单（图 6-1）。

折叠方法同铺备用床。

便于拿取用物，节时省力。

重点·笔记

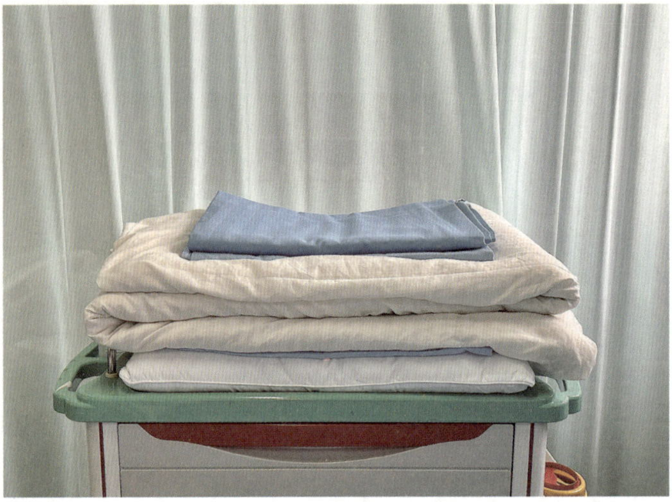

图6-1 铺暂空床用物

【操作步骤】

1. 放大单时，站在床右侧中间，双下肢左右分开，可减少来回走动，节时省力。

2. 展开大单时，双下肢前后分开站立，两膝稍弯，使用肘部力量展开，保持身体平衡。

大单平、紧，中线对齐，四角周正，保持床面美观。

铺大单顺序：先床头，后床尾；先近侧，后对侧。

棉胎上缘、顶角及边缘，应与被套的上缘、顶角及边缘吻合、充实。

1. 移桌椅

移开床头桌距床20cm，移床旁椅放置于床尾。

2. 铺大单

（1）将大单正面向上放于床中间，与床横、纵中线对齐。

（2）由床头至床尾，由近侧至对侧展开。

（3）一手托起床垫一角，一手伸过床头中线将大单折入床垫下。

（4）提起大单边缘使侧面呈等腰直角三角形，沿床缘划线并平铺于床面。

（5）将位于床头侧方的大单塞于床垫下。

（6）沿床侧缘撑单，将床面大单塞于床垫下。

（7）同步骤铺同侧床尾床角。

（8）将床中间的大单塞于床垫下。

（9）对侧同法。

3. 套被套

（1）将被套正面向上，上缘齐床头、右缘齐床中线放置。

（2）开口端向床尾展平，由近侧至对侧展开。

（3）将被套尾部开口端的上层打开至1/3处。

（4）将棉胎放于被套尾端开口处，拉棉胎至被套前端被头中部。

（5）充实远侧棉胎角于被套顶角处，展开远侧棉胎。

（6）充实近侧棉胎角于被套顶角处，展开近侧棉胎。

（7）拉平棉胎、平整被套，反折被尾、系带。

（8）将两侧棉被齐床缘内折，被筒上缘距床头 15cm。

（9）被尾与床尾平齐内折，取棉被上 1/3 处将棉被扇形三折于床尾。

4. 套枕套

将枕芯套上枕套，枕头横放于床头盖被上，开口背门（图 6-2）。

5. 整理

移回床头桌、床旁椅，洗手，脱口罩。

6. 时间要求

铺暂空床操作要求 7 分钟内完成（从移床头桌开始到桌椅归位）。

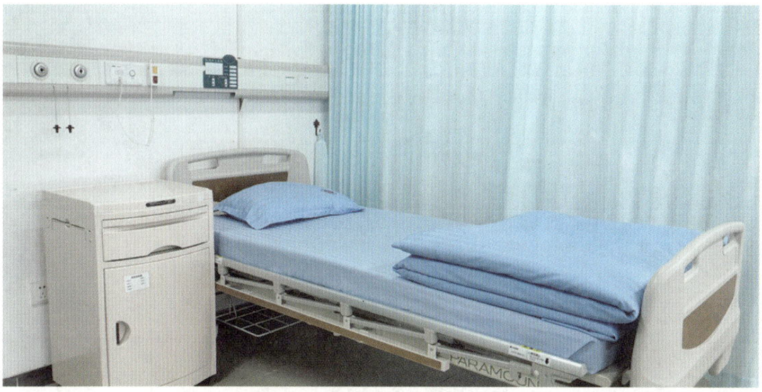

图 6-2　暂空床

【注意事项】

1. 备物齐全，排列合理。

2. 运用人体力学原理，动作轻稳，节时省力，姿态规范。

3. 各单中线对齐，做到平、紧、齐，大单四角平整；被头充实，被子平整；枕头平整、角充实，放置正确。

4. 病室及患者的床单位整洁、美观，同时保证患者上下床方便。

重点·笔记

方便患者上下床活动。

1. 枕芯与枕套的角、边缘吻合，使四角充实。

2. 枕头开口背门，以保持病室美观。

重点·笔记

【知识拓展】

如何动态掌握长期卧床患者的体重?

长期卧床患者的体重变化是病情观察的指标之一，如何对这类患者进行体重监测是一个难题。宁波市某医院的医务人员发明了一种带特殊称重装置的病床（专利号 CN202322979058.2）。患者躺于床上时，不仅可以随时称重，了解患者的体重变化，还可以对患者的位置进行检测，并将检测结果传输至监控室，方便医务人员及时了解患者的卧姿和位置。

【护考考点】

铺暂空床的目的。

【测试题】

扫码练习

【评价标准】

铺暂空床操作质量标准

项目	操作质量标准	
评估	· 评估环境是否清洁、通风，有无患者治疗或进餐 · 评估病床有无损坏，床轮是否固定	
准备	· 着装整齐，指甲修剪干净 · 洗手，戴口罩 · 物品折叠方法正确，按使用顺序放置	
实施	铺大单	· 移开床头桌距床 20cm；移床旁椅于床尾 · 大单放置正确（与床横、纵中线对齐） · 大单展开正确 · 铺角手法规范，姿势正确 · 铺单顺序正确 · 四角平紧、周正 · 床单平、紧，中线对齐

续表

项目	操作质量标准	
实施	套被套	·被套放置正确（正面向上，上缘齐床头、右缘齐床中线放置） ·被套展开正确 ·棉胎放置、展开正确 ·棉胎、棉被整理平整 ·被头距床头 15cm ·两侧及床尾齐床缘平整内折 ·被子三折于床尾
	套枕套	·枕头四角充实、平整 ·枕头放置位置正确，开口背门
	整理	·桌椅归位 ·洗手，脱口罩
效果评价	·在规定时间内完成操作 ·姿态正确、动作轻巧、节力统筹 ·操作熟练，符合程序 ·应变能力强 ·不遗漏、不颠倒关键步骤 ·床铺平整、美观、实用	

（黄玲玲）

重点·笔记

第七章 铺麻醉床

【操作目的】

1. 便于接收和护理麻醉手术的患者。
2. 保证患者安全、舒适，预防并发症。
3. 保持被褥不被污染，便于更换。

【常用英文词汇】

anesthetic bed 麻醉床

【病例】

1床，患者赵某，女性，28岁。诊断：急性阑尾炎。今上午在全麻下行腹腔镜阑尾切除术。患者已送入手术室，请准备麻醉床迎接。

【操作前准备】

1. 患者

核对床号、姓名、诊断、手术部位、麻醉方法、术后需要的抢救或治疗物品等。

2. 环境评估

环境清洁、通风，无患者正在治疗或进餐。

3. 病床及床旁设施

病床无损坏，床轮固定；检查电源、氧气、负压装置是否齐全，备输液架。

4. 护士准备

衣帽整洁，修剪指甲，洗手，戴口罩。

5. 用物准备

（1）床上用物由下至上：枕芯、枕套、棉胎、被套、中单2个、橡胶单2个、大单。

根据手术部位铺橡胶单、中单：全身麻醉患者头部垫橡胶单、中单，非全麻手术只需在床中部铺橡胶单、中单。

1. 若病床的床头或膝下支架抬起，需要提前摇平。
2. 床垫长时间受压，会产生凹陷，因此必要时需翻转床垫。

1. 有条件的，可以用医用护理垫代替橡胶单、中单。
2. 非全麻手术的患者，可以只备1个橡胶单和1个中单。

重点·笔记

（2）麻醉护理盘。①治疗巾内（图7-1）：开口器、舌钳、治疗碗、鼻氧管、一次性无菌吸氮管、压舌板、牙垫、镊子、纱布。②治疗巾外（图7-2）：血压计、手电筒、听诊器、通气导管、无菌治疗巾、不锈钢弯盘、胶布、棉签、护理记录单、笔等，必要时备热水袋、胃肠减压器，有条件可备急救车、心电监护仪。

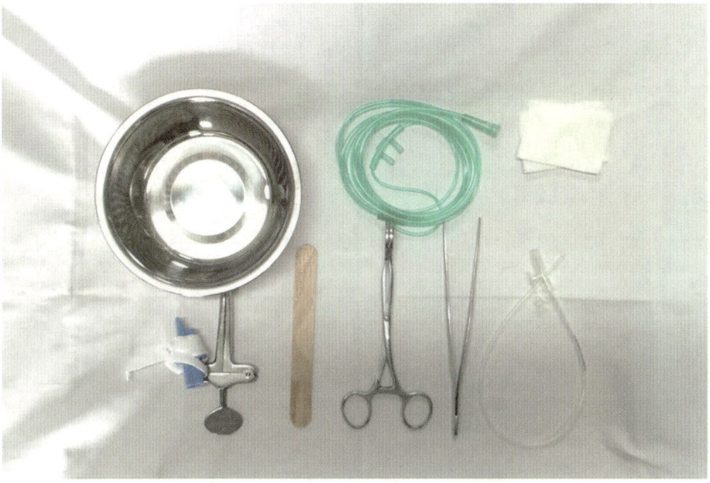

图7-1 麻醉盘治疗巾内用物

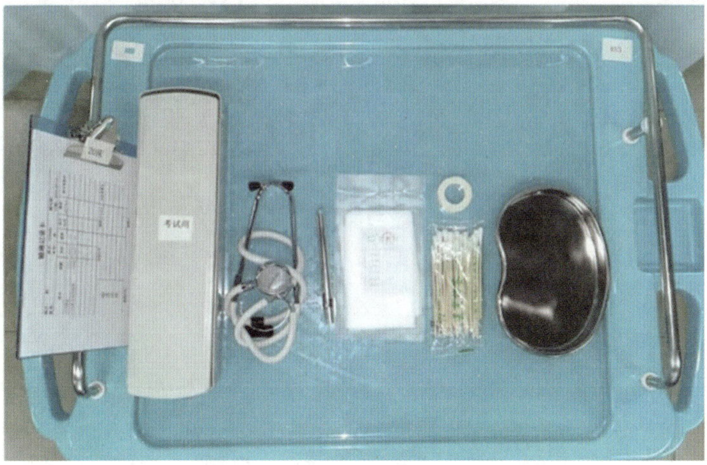

图7-2 麻醉盘治疗巾外用物

【操作步骤】

1. 移桌椅

移开床头桌距床20cm，移床旁椅放置于床尾。

重点·笔记

1. 放大单时，站在床右侧中间，双下肢左右分开，可减少来回走动，节时省力。

2. 展开大单时，双下肢前后分开站立，两膝稍弯，使用肘部力量展开，保持身体平衡。

1. 根据患者的麻醉方式和手术部位铺橡胶单、中单，防止呕吐物、分泌物或伤口渗出液污染病床。

2. 注意遵循先铺床头再铺床尾的原则。

3. 床头的橡胶单、中单上缘与床头平齐，下缘压在中部的橡胶单、中单上面。

2. 铺大单

（1）将大单正面向上放于床中间，与床横、纵中线对齐。

（2）由床头至床尾，铺好近侧床头角、床尾角。

3. 铺近侧橡胶单、中单

（1）距床头 45~50cm 处先铺近侧中段的橡胶单、中单。

（2）铺床头的橡胶单、中单。

（3）分别将近侧橡胶单、中单余下部分塞入床垫下。

4. 铺对侧床头角、床尾角

方法同铺近侧床头角、床尾角。

5. 铺对侧橡胶单、中单

将对侧橡胶单和中单拉平，多余的部分塞于床垫下（图 7-3）。

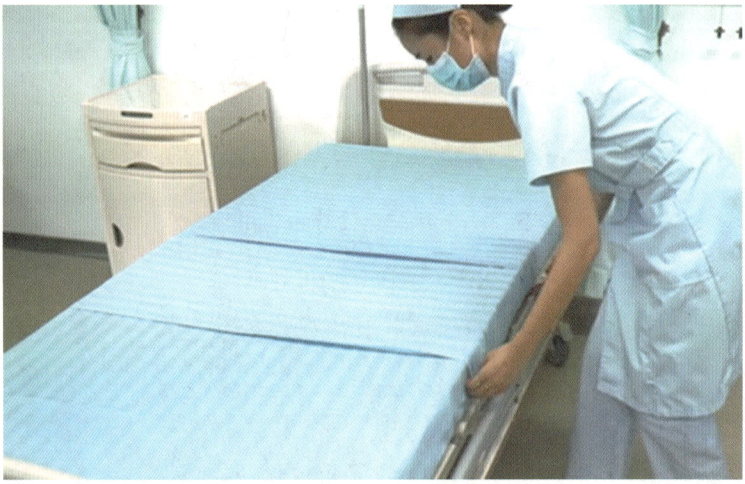

图 7-3 铺对侧橡胶单、中单

6. 套被套

（1）将被套正面向上，上缘齐床头放置。

（2）开口端向床尾展平，由近侧至对侧展开。

（3）将被套尾部开口端的上层打开至 1/3 处。

（4）将棉胎放于被套尾端开口处，拉棉胎至被套前端被头中部。

（5）充实远侧棉胎角于被套顶角处，展开远侧棉胎。

（6）充实近侧棉胎角于被套顶角处，展开近侧棉胎。

（7）拉平棉胎、平整被套，反折被尾、系带。

（8）将两侧棉被齐床缘内折，被筒上缘距床头 15cm。

（9）被尾与床尾平齐内折，将棉被扇形三折于背门一侧，拉上背门一侧床栏。

7. 套枕套

（1）将枕芯套上枕套（图 7-4）。

（2）将枕头横立于床头，开口背门。

重点·笔记

便于术后将患者移到床上。

1. 枕芯与枕套的角、边缘吻合，使四角充实。

2. 枕头开口背门，以保持病室美观。

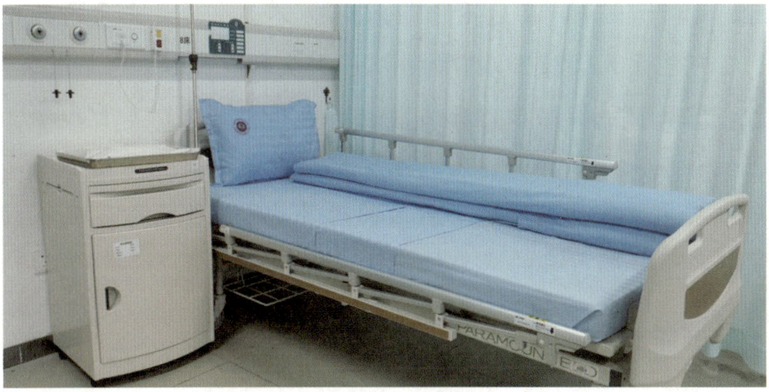

图 7-4　麻醉床

8. 整理

移回床头桌、床旁椅，洗手，脱口罩。

9. 放置抢救用物

将麻醉护理盘放置于床头桌上，其他物品按需要放置。

10. 时间要求

铺麻醉床操作要求 8 分钟内完成（从移床头桌开始到桌椅归位）。

【注意事项】

1. 备物齐全，排列合理。

2. 运用人体力学原理，动作轻稳，节时省力，姿态规范。

3. 各单中线对齐，做到平、紧、齐，大单四角平整；被头充实，被子平整；枕头平整、角充实，放置正确。

4. 病室及患者的床单位整洁、美观。

5. 保证护理术后患者的用物齐全，使患者能及时得到抢救和护理。

重点·笔记

【知识拓展】

为什么要关注麻醉术后患者是否发生恶心呕吐?

术后恶心呕吐（postoperative nausea and vomiting，PONV）是一种常见的手术并发症，通常在手术后 24 小时内出现，极少数患者可以持续 3~5 天或更久。PONV 的发生率为 20%~37%，而大手术和高危患者的发生率更高，尤其是全身麻醉后的高危患者 PONV 发生率可高达 80%。PONV 不仅会造成患者的强烈不适，还可能导致腹腔压力增加，从而引发切口出血、感染或裂开。此外，它还可能引起颅内压力升高、血压上升或脑血管意外，甚至可能导致吸入性肺炎、窒息或电解质失衡等严重问题。因此，护理人员需要密切监测麻醉术后的患者是否发生恶心、呕吐，及时更换被呕吐物污染的床单位，并遵医嘱采取相应的护理措施。

【护考考点】

1. 铺麻醉床的目的。
2. 橡胶单和中单的正确铺法。
3. 被子和枕头的摆放位置。

【测试题】

扫码练习

【评价标准】

铺麻醉床操作质量标准

项目	操作质量标准
评估	· 患者床号、姓名、手术部位、麻醉方式 · 环境是否通风，有无患者治疗或进餐 · 病床是否功能完好，床轮是否固定 · 电源、氧气、负压等是否齐全，是否准备输液架

重点·笔记

续表

项目		操作质量标准
准备		·着装整齐，指甲修剪干净 ·洗手，戴口罩 ·物品折叠方法正确，按使用顺序放置
实施	铺大单	·移开床头桌距床 20cm，移床旁椅于床尾 ·大单放置正确（与床横、纵中线对齐） ·大单展开正确 ·铺角姿势规范、手法正确 ·铺单顺序正确 ·四角平紧、周正 ·床单平、紧、中线对正
	铺橡胶单、中单	·橡胶单、中单放置位置、打开顺序正确 ·靠床头中单压床中部中单上 ·橡胶单不外露，平紧美观
	套被套	·被套放置正确（正面向上，上缘齐床头、右缘齐床中线放置） ·被套展开正确 ·棉胎放置、展开正确 ·棉胎、棉被整理平整 ·被头距床头 15cm ·被子扇形三折于背门一侧，折叠平整
	套枕套	·枕头四角充实、平整 ·枕头放置位置正确，开口背门
	整理	·桌椅归位 ·麻醉护理盘放在床头桌上 ·洗手，脱口罩
效果评价		·在规定时间内完成操作 ·姿态正确、动作轻巧、节力统筹 ·操作熟练，符合程序 ·应变能力强 ·不遗漏、不颠倒关键步骤 ·床铺平整、美观、实用

（黄玲玲）

重点·笔记

第八章　卧床患者更换床单位

【操作目的】

1. 保持床铺的平整、清洁，使患者舒适。
2. 预防压力性损伤等并发症的发生。

【常用英文词汇】

change an occupied bed 卧床患者更换床单位

【病例】

患者张某，男性，88岁。主诉：寒战、高热，左侧胸痛伴咳铁锈色痰，诊断为肺炎。入院次日晨间测体温39℃，出汗多，床单被汗浸湿，患者全身乏力，无法下床，请为其更换床单位。

【操作前准备】

1. 患者

查对：床号、姓名、腕带、床头卡。

评估：患者的病情、意识状态、躯体活动能力、体重、体型、损伤部位、理解合作程度、冷暖情况和是否需要排尿排便。

解释：操作目的、操作方法，可能出现的不适、配合方法、注意事项。

2. 环境

环境宽敞、明亮，温度适宜；无患者治疗或进餐；必要时关闭门窗，拉窗帘或屏风。

3. 护士准备

衣帽整洁，修剪指甲，洗手，戴口罩。

4. 用物准备

由下至上：枕套、被套、中单、大单、方盘、床刷、床刷套（图8-1）。

必要时需准备清洁病号服、便盆。

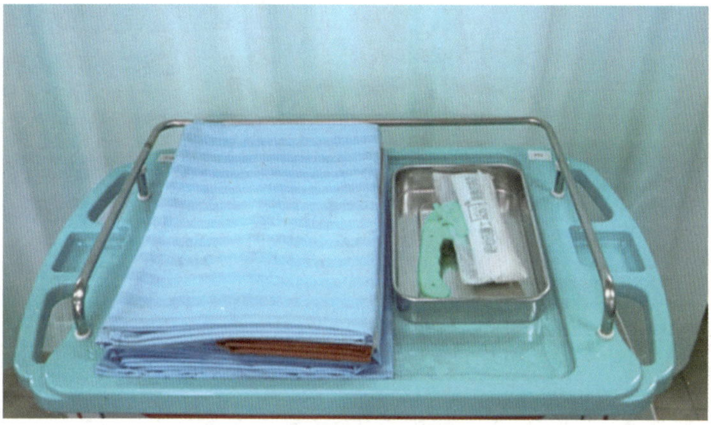

图 8-1　卧床患者更换床单位用物

重点·笔记

【操作步骤】

1. 查对

再次核对患者，向患者解释。

告知患者在更换床单过程中，如感觉不适应立刻向护士说明，防止意外发生。

2. 洗手，戴口罩

按七步洗手法洗手，戴口罩。

3. 移桌椅

移开床头桌距床 20cm，移开床旁椅。

沟通要点：告知患者更换项目。

4. 更换近侧大单、中单

（1）松开床尾盖被，拉上对侧床栏；将患者枕头移向对侧，并协助患者移向对侧，患者侧卧、背向护士；观察、询问患者情况。

（2）从床头至床尾松开近侧大单、中单、橡胶单。

（3）将中单污面向内卷塞于患者身下（图 8-2）。

1. 操作前根据情况放平床头和膝下支架。

2. 注意保证患者卧位安全，防止坠床；注意保暖。

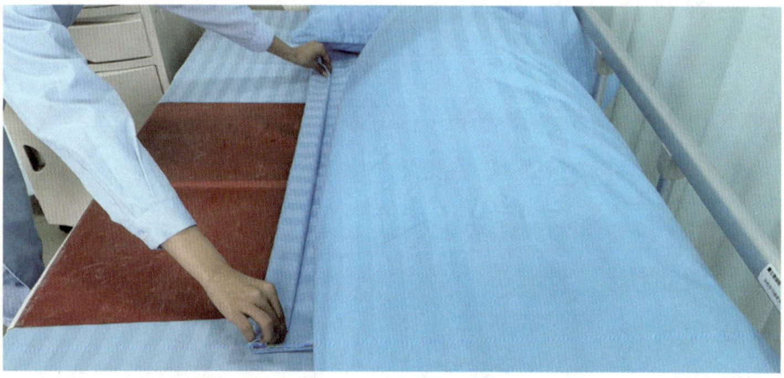

图 8-2　将中单污面向内卷塞于患者身下

注意保持恰当的姿势，节时省力。

（4）清扫橡胶单并搭于患者身上（图 8-3）。

重点·笔记

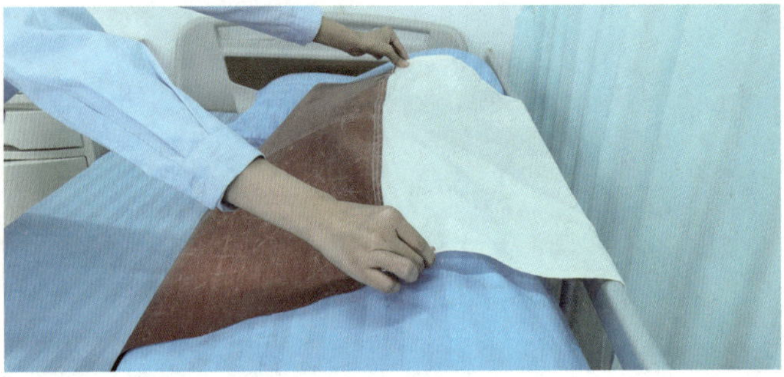

图 8–3　将橡胶单搭于患者身上

（5）将大单污染面向内卷塞于患者身下。

（6）扫床垫。

扫床顺序：由床头至床尾，由床中线至床外缘。

（7）将清洁大单中线对准床的中线展开，对侧半幅清洁面向内卷于患者身下。

（8）铺好近侧大单。

（9）放平橡胶单，铺中单，多余部分一起塞于床垫下。

（10）支起近侧床栏，协助患者平卧；将患者枕头移向近侧，并协助患者移向近侧，患者侧卧，面向护士，躺卧于已铺好床单的一侧；观察、询问患者情况。

保证患者卧位安全，防止坠床；注意保暖。

5. 更换对侧大单、中单

（1）转至对侧床旁，松开大单、橡胶单、中单，撤出污中单。

（2）清扫橡胶单并搭于患者身上，撤掉污大单。

（3）清扫床垫，将刷套取下置于污桶内。

（4）分别铺好清洁大单、中单、橡胶单。

（5）理平患者背部衣服，协助患者平卧，放平床栏。

6. 更换被套

（1）解开污被套系带，将棉胎叠成 S 形取出。

（2）展开清洁被套，将棉胎套入清洁被套内。

清醒患者可抓住被头两角，配合操作。操作中注意给患者保暖。

（3）撤下脏被套置于车下层，系带。

（4）将被子齐两侧床缘内折，被尾折于患者脚下，使患者脚部处于功能位。

7. 更换枕套

更换枕套，将枕头置于患者头下，开口背门。

8. 整理

床旁桌、床旁椅归位，根据环境温度和患者病情，摇起床头

使患者躺卧舒适，并保持病室空气流通，空气清新。

和膝下支架，打开门窗。

9. 交代、感谢

交代注意事项，感谢患者。

10. 时间要求

卧床患者更换床单位操作要求 14 分钟内完成（从移床头桌开始到桌椅归位）。

【注意事项】

1. 根据临床病例有效解释、沟通，满足患者身心需要。
2. 动作轻稳，节时省力，姿态规范。
3. 各单中线对齐，做到平、紧、齐；大单四角平整。
4. 更换被套时，注意保暖，勿暴露患者。
5. 被头充实，被子平整。
6. 枕头平整、角充实，放置正确。
7. 患者感觉舒适、安全。

【知识拓展】

可自动更换床单的病床

通过改造病床的结构，可以简化卧床患者更换床单的流程。研究人员设计了一种面向起身困难患者可自动更换床单的病床，包含底部移动折叠系统和顶部床单更换系统的结构设计。该病床将床单做成卷筒，并将其安装在位于顶部床单更换系统的电机架上，其对称位置安装有床单收集卷筒用于收集使用过后的床单。床单收集卷筒与位于电机架上的直流电机通过齿轮连接，在使用中通过更换床单卷筒与床单收集卷对床单进行更新。

【护考考点】

考点：大单、中单的更换要点。

重点·笔记

1. 告知患者被服一旦被伤口渗出液、尿液、粪便等污染，应及时通知护士，请求更换。

2. 结合患者病情进行健康教育。

重点·笔记

【测试题】

扫码练习

【评价标准】

卧床患者更换床单位操作质量标准

项目	操作质量标准	
评估	·通过查看床头卡和手腕带，认真查对床号、姓名、住院号 ·评估病情、意识、患者心理、认知 ·询问患者的感受，询问需要（协助排尿），观察患者自理能力及配合状况 ·解释操作方法、可能出现的不适及配合操作的方法准确，取得患者配合	
准备	·环境满足操作需要 ·着装整齐，指甲修剪干净 ·洗手，戴口罩 ·物品准备齐全，折叠方法正确，放置合理	
实施	换大单及中单	·松单、扫床符合要求 ·污单处理方法正确 ·各单展开正确、正面向上 ·四角周正，床面平紧 ·铺大单、中单的姿势、手法正确 ·更换顺序规范 ·清洁单未被污染 ·各单平紧、中线正 ·协助患者卧位舒适
	换被套	·棉胎取出动作规范，平整 ·套棉被方法规范 ·被套边角对齐，被头充实 ·被套中线对正、被内被面平整 ·撤脏被套方法正确 ·整理裤脚 ·整理被筒（脚部处功能位）

重点·笔记

续表

<table>
<tr><th>项目</th><th colspan="2">操作质量标准</th></tr>
<tr><td rowspan="2">实施</td><td>换枕套</td><td>· 四角充实平整
· 取放正确
· 开口背门、枕缝向下</td></tr>
<tr><td>整理</td><td>· 床旁桌椅归位
· 感谢患者配合
· 针对性教育
· 整理用物，洗手，脱口罩</td></tr>
<tr><td>效果评价</td><td colspan="2">· 在规定时间内完成操作
· 操作熟练、流畅，动作轻柔，应变能力强
· 全程与患者沟通交流，富有真情实感
· 语言、动作符合专业规范
· 具备爱伤观念，注意观察患者病情变化，确保患者的安全及保暖
· 严格遵守查对原则
· 注意人文关怀，沟通时面带微笑、称呼合适、用语亲切</td></tr>
</table>

（黄玲玲）

重点·笔记

第九章　轮椅运送法

【操作目的】

1. 运送不能行走但能坐起的患者进行入院、出院、检查、治疗或者室外活动。

2. 帮助患者下床活动，促进血液循环和体力恢复。

【常用英文词汇】

admission 入院	ambulatory 能走动的
auxiliary 辅助的	axilla 腋窝
blanket 毛毯	calves 小腿
convalescence 恢复期	discharge 出院
escort 护送	fracture 骨折
transfer 转移	wheelchair 轮椅

【病例】

患者田某，女性，60 岁，主诉“头痛 3 天，进行性加重”入院治疗。入院查体：T 36.6℃，P 88 次 / 分，R 18 次 / 分，BP 140/90mmHg。患者四肢乏力。请遵医嘱运送患者行头颅 CT 检查。

【医嘱单】

临 时 医 嘱 单

姓名：[redacted]　性别：女　年龄：60 岁　科室：神经内科　住院号：[redacted]　床号：5 床

起始		医嘱内容	医生签名	护士签名	执行时间	执行者签名
日期	时间					
09-20	10：00	头颅 CT	[redacted]	[redacted]		

【操作前准备】

1. 患者

查对：床号、姓名、腕带、床头卡。

评估：患者的年龄、体重、病情、意识状态及躯体活动能力、躯体受限原因及部位、理解合作程度。

解释：解释轮椅运送的目的、方法、注意事项，取得主动配合。

2. 环境

移开障碍物，保证环境宽敞。

3. 护士准备

按七步洗手法洗手，戴口罩。

4. 用物准备

轮椅（车轮、椅座、椅背、脚踏板、制动闸、手刹、安全带等各部件性能处于完好备用状态）、毛毯（根据季节酌情准备）、别针、软枕（根据患者需要准备）（图 9-1）。

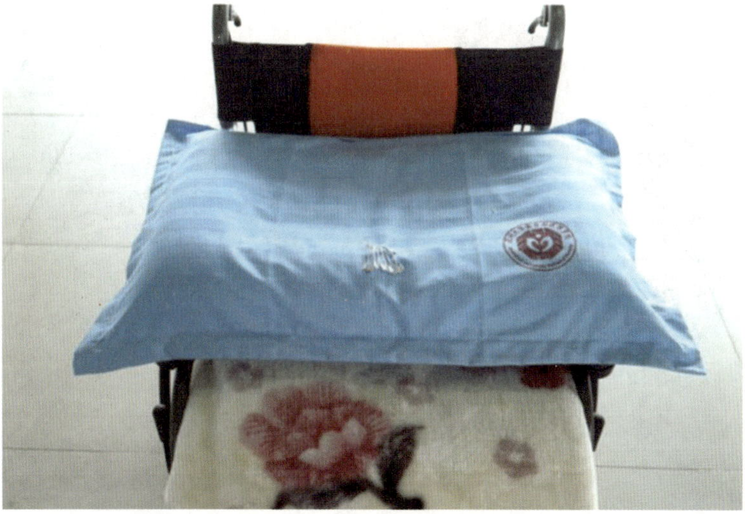

图 9-1　轮椅运送用物准备

【操作步骤】

1. 查对

将轮椅推至床旁，查对患者床号、姓名、腕带、床头卡。

重点·笔记

如有陪同人员，应评估陪同人员对轮椅使用的掌握程度、注意事项了解程度、主动配合程度。

重点·笔记

若患者精神和活动能力尚可，可让其自行在床上坐起，未感觉不适后，再将双足垂于床缘，维持坐姿。注意询问和观察患者有无眩晕等不适。

2. 安置轮椅

使椅背与床尾平齐，椅面朝向床头，扳制动闸制动，翻起脚踏板（图 9-2，图 9-3）。

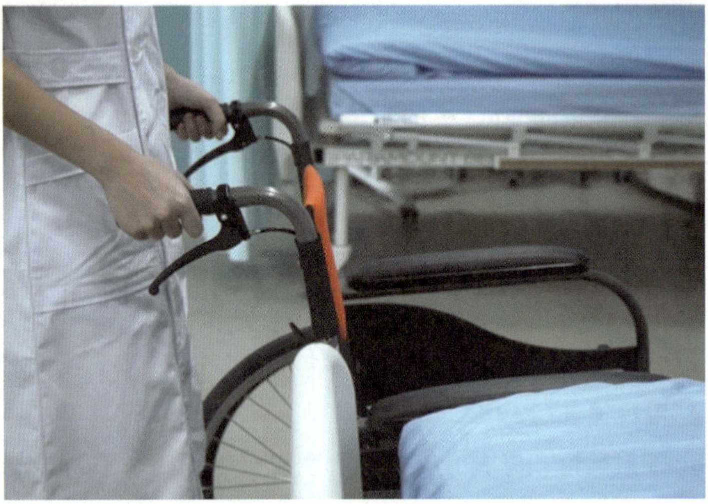

图 9-2　安置轮椅，椅背平齐床尾

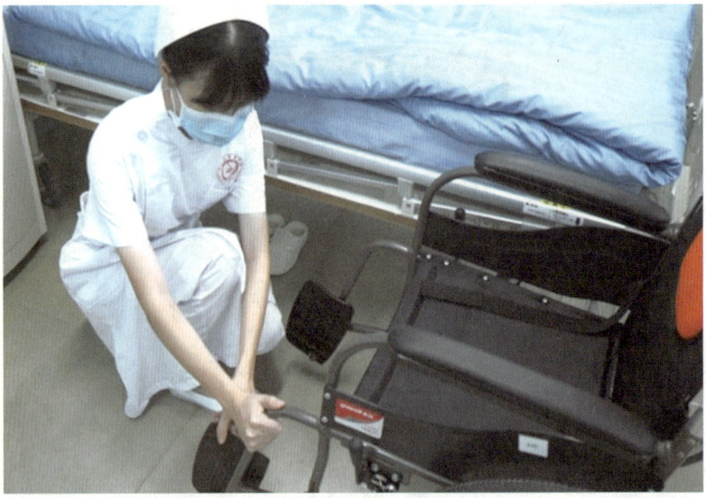

图 9-3　安置轮椅，翻起脚踏板

3. 协助患者翻身侧卧

撤掉盖被，使患者双腿屈膝，靠近护士侧手偏离身体一定距离，对侧手屈曲于胸前，护士一手扶住患者肩膀，一手扶住患者膝盖，协助患者翻身侧卧，面向护士侧（图 9-4，图 9-5）。

重点·笔记

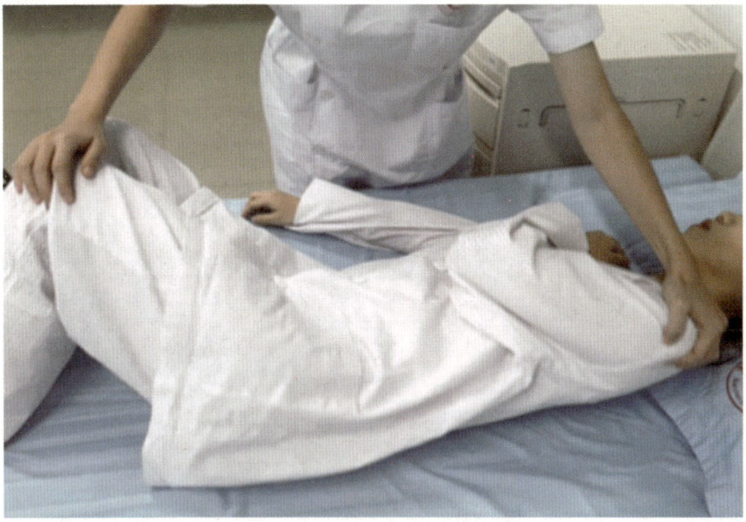

图 9-4 协助患者翻身侧卧（1）

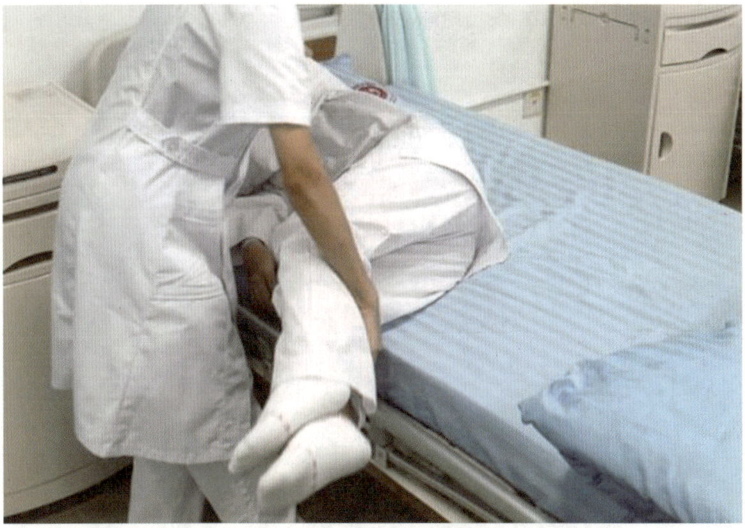

图 9-5 协助患者翻身侧卧（2）

4. 协助患者坐于床缘

将患者双小腿垂于床沿；护士一手穿过患者颈下扶住患者后背，一手轻轻下按患者髋部；护士双腿迈开形成弓步，通过重心转移，协助患者坐起；嘱患者以手掌撑床面维持坐姿，并协助患者穿好衣服、鞋子（图 9-6，图 9-7）。

重点·笔记

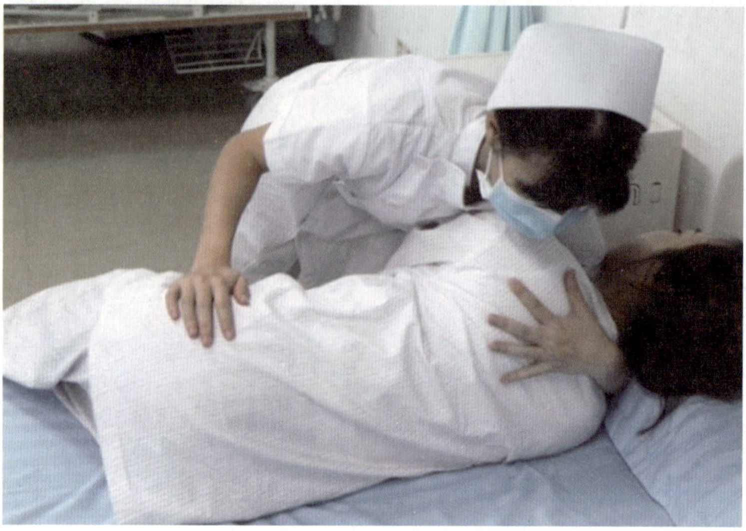

图 9-6　手穿患者颈下，扶住患者

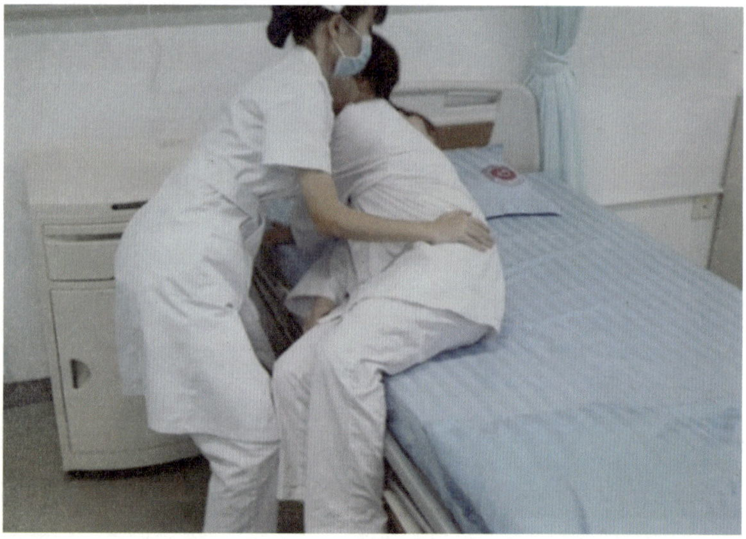

图 9-7　协助患者坐于床缘

5. 协助患者上轮椅

使患者臀部尽量靠近床沿，脚尖着地；护士用前臂支撑患者腋下，双手扶住患者后背，双腿微屈膝形成弓步，嘱患者身体略向前倾（患者双手可置于大腿上或护士背部）；护士通过重心转移，协助患者下床、转身并坐于轮椅上（图 9-8，图 9-9）。

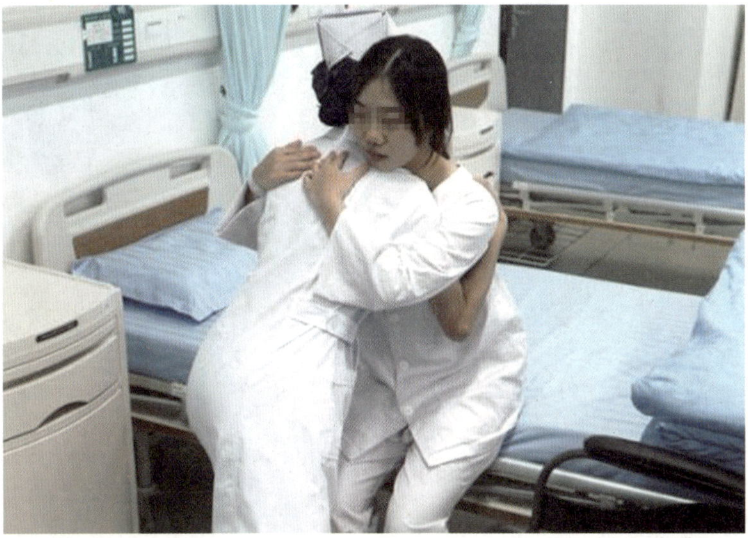

图 9-8 协助患者下床

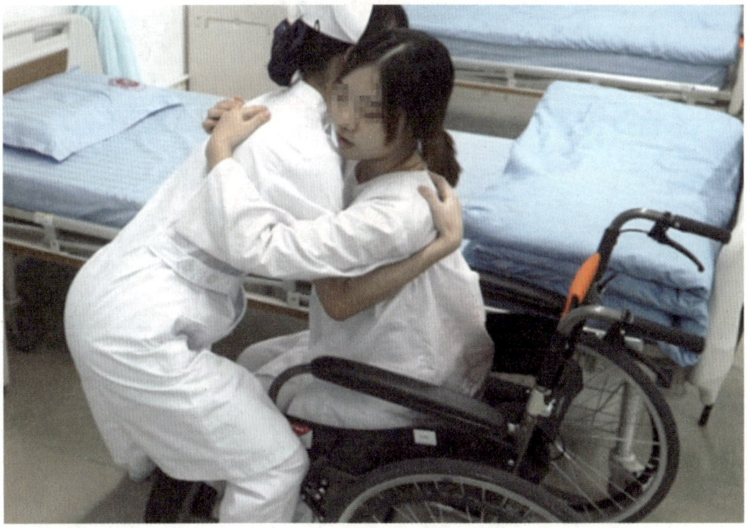

图 9-9 协助患者上轮椅

6. **调整坐姿**

嘱患者用手扶住轮椅把手，使其臀部坐满椅座，背部贴近椅背，防止因身体前倾而摔倒；若患者无法自行调整，护士可站于患者身后，双手穿过患者腋下握住患者手臂，用前臂支撑患者，协助患者调整坐姿。为患者系安全带，翻下脚踏板，协助患者将双足置于脚踏板上（图 9-10，图 9-11）。

重点·笔记

必要时包裹毛毯，防止患者受凉。

重点·笔记

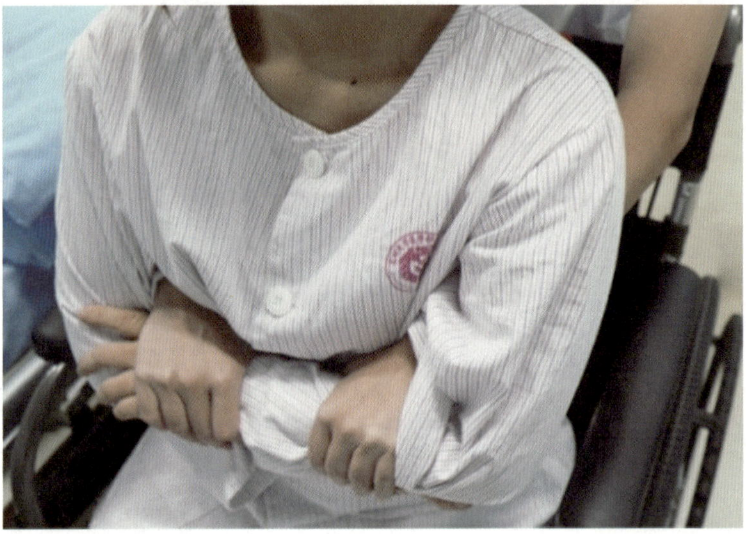

图 9-10 协助患者调整坐姿（1）

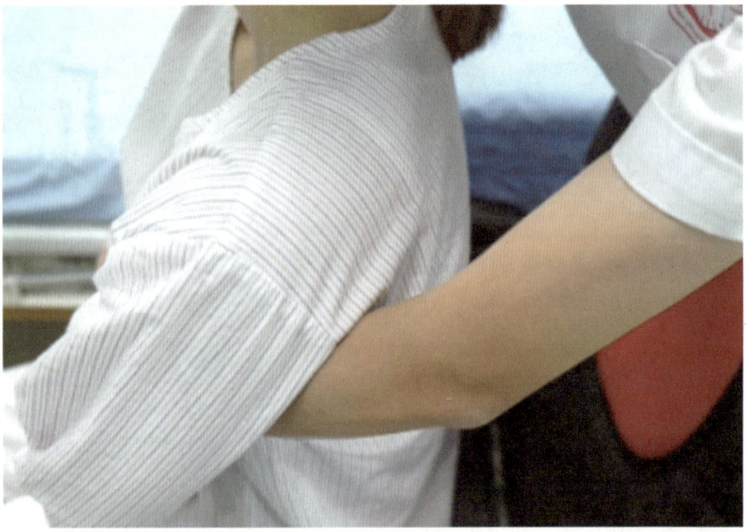

图 9-11 协助患者调整坐姿（2）

7. **整理及转移**

将床单位调整为暂空床状态，随时观察患者，确定无不适后，松闸推患者至目的地。

8. **协助患者下轮椅**

将轮椅推至床尾，使椅背与床尾平齐，患者面向床头；扳制动闸制动，解安全带，翻起脚踏板；协助患者站起、转身并坐于床缘；协助患者脱鞋和外衣，取舒适卧位，整理床单位；观察患者，确定无不适后方可离开。

9. 推轮椅至原处放置

将轮椅归还至原处，放置正确方可离开。

【注意事项】

1. 操作过程中，重视与患者的沟通，告知操作步骤，解释配合要点。

2. 患者上下轮椅时，要固定好制动闸，防止轮椅滑动，导致患者摔倒等危险。

3. 运送过程中，要随时观察病情变化；过门槛时翘起前轮；下坡时，调转轮椅使患者背对下坡行进，嘱患者抓紧扶手，保证患者安全。

4. 根据室外温度适当地增加衣物，盖被（或毛毯），以免患者受凉，保证舒适。

5. 护士在协助患者转移时，应运用人体力学原理，如降低重心，保持身体稳定性；使用大肌肉或多肌群，节省护士体力，预防职业性损伤。

【知识拓展】

轮椅的选择

乘坐轮椅者承受压力的主要部位为坐骨结节、大腿及腘窝部、肩胛区。在选择轮椅时要注意这些部位的尺寸是否合适，避免皮肤磨损及压疮。①椅座长度：坐位时坐垫前缘距离腘窝约 6.5cm。②椅座宽度：坐位时臀部两侧与轮椅内侧面之间各有 2.5cm 间隙。③椅座高度：坐位时足跟至腘窝的距离再加 4cm（在放置脚踏板时板面离地 5cm）。④扶手高度：坐位时前臂平放在扶手上，肘关节屈曲 90°~120° 为正常。⑤靠背高度：对于脊髓损伤高位截瘫的患者，靠背高度为平肩或枕部高度，普通轮椅的靠背一般只需要上缘达到肩胛骨下缘 2~3cm 处即可，让躯干有较大活动度。

【护考考点】

1. 选择合适的运送患者工具。

2. 协助并指导患者正确上下轮椅 。

重点·笔记

3. 使用轮椅时的注意事项。
4. 使用轮椅运送患者过程中的注意事项。
5. 正确运用人体力学原理使用轮椅护送患者。

【测试题】

扫码练习

【评价标准】

轮椅运送法操作质量标准

项目	操作质量标准
评估	·通过查看床头卡和手腕带，认真查对床号、姓名、住院号 ·全面评估患者（体重、病情、意识、躯体活动能力、合作程度） ·告知运送的目的，患者能够充分理解并同意 ·解释操作方法、注意事项及配合方法，取得患者配合
准备	·着装整齐，指甲修剪干净 ·环境满足操作需要 ·洗手，戴口罩 ·物品准备齐全，性能完好
实施	·再次查对 ·安置轮椅，固定制动闸，翻起脚踏板 ·协助患者翻身侧卧，面向护士侧 ·协助患者坐于床缘，穿衣、穿鞋 ·协助患者下床、转身并坐于轮椅上 ·协助患者调整坐姿，使其坐满轮椅、背靠椅背 ·系安全带，翻下脚踏板 ·坐姿安全舒适，注意保暖 ·随时观察患者病情变化 ·整理床单位 ·打开车闸，运送患者至指定地点 ·运送方法正确 ·协助患者下轮椅 ·安置患者，取舒适卧位，整理床单位

重点·笔记

续表

项目	操作质量标准
效果评价	· 动作娴熟、稳健、节力、优美 · 搬运安全、舒适，患者主动配合 · 符合查对原则 · 注意人文关怀，具备爱伤观念 · 护患沟通自然，用语规范、亲切

（张　瑶）

重点·笔记

第十章　平车运送法

【操作目的】

运送不能起床的患者入院，做各种特殊检查、治疗、手术或转运。

【常用英文词汇】

anesthetic 麻醉的　　assist 协助
carrier 运送者　　cart 平车
contraindicate 禁忌　　hip 臀部
hospitalize 住院　　orientation 方向
preliminary 预备的　　splint 夹板
stretcher 担架　　trauma 创伤

【病例】

患者余某，女性，36 岁，因“腰痛 3 天，右下肢疼痛伴麻木 5 天”就诊，以“急性腰椎间盘突出”收入院。入院查体：T 36.6℃，P 80 次 / 分，R 18 次 / 分，BP 135/80mmHg。今日为 L4~5 椎间盘摘除术后第 3 日。请遵医嘱运送患者行腰椎正侧位 X 线检查。

【医嘱单】

临 时 医 嘱 单

姓名：[redacted]　性别：女　年龄：36 岁　科室：骨科　住院号：[redacted]　床号：5 床

起始		医嘱内容	医生签名	护士签名	执行时间	执行者签名
日期	时间					
09-20	10：00	腰椎正侧位 X 线	[redacted]	[redacted]		

【操作前准备】

1. 患者

查对：床号、姓名、腕带、床头卡。

评估：患者的年龄、体重、病情、意识状态及躯体活动能力、躯体受限原因、部位及理解合作程度。

解释：解释搬运的步骤及配合方法。

2. 环境

环境宽敞，便于操作。

3. 护士准备

按七步洗手法洗手，戴口罩。

4. 用物准备

平车（车轮、车面、制动闸、护栏等各部件性能处于完好备用状态），车上置床单、毛毯或棉被（根据季节酌情准备）和枕头、中单（颈椎、腰椎骨折患者或病情较重的患者）（图 10-1）。

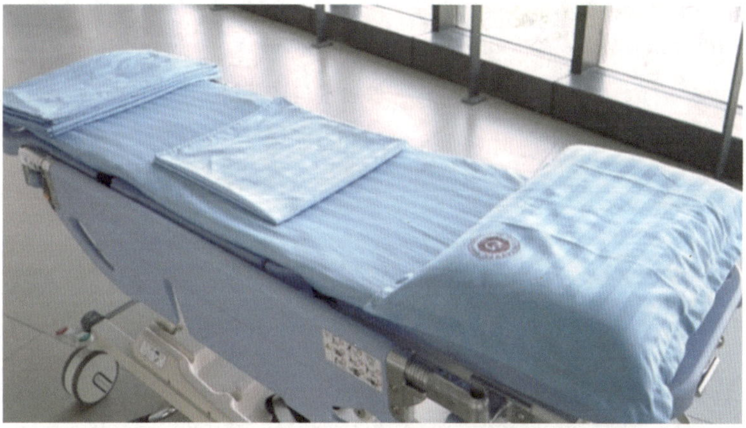

图 10-1　平车运送用物准备

【操作步骤】

1. 查对

将平车推至床旁，查对患者床号、姓名、腕带、床头卡。

2. 安置好患者身上所带引流管

避免引流管脱落、受压或液体逆流。

3. 搬运患者

根据患者病情及体重，确定搬运方法。

（1）挪动法：适用于能在床上配合移动的患者。

①移开床旁桌、床旁椅，松开盖被，将平车推至床旁与床平行，头端（或大轮端）在床头，固定制动闸，调整平车高度与床平齐（图

重点·笔记

患者离开平车回床时，应先移动下肢，再移动上半身。

重点·笔记

10–2）。②护士于平车一侧，协助患者将上身、臀部、下肢依次移向平车（图 10–3）。③为患者盖好盖被，拉起护栏。

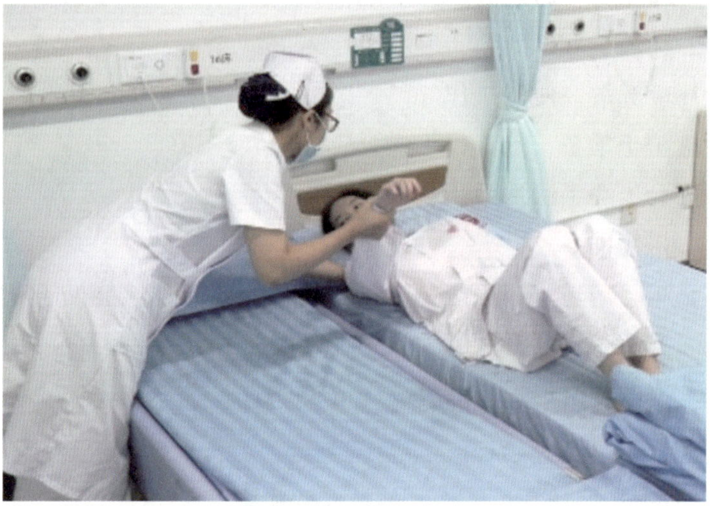

图 10–2　平车放置与床平齐

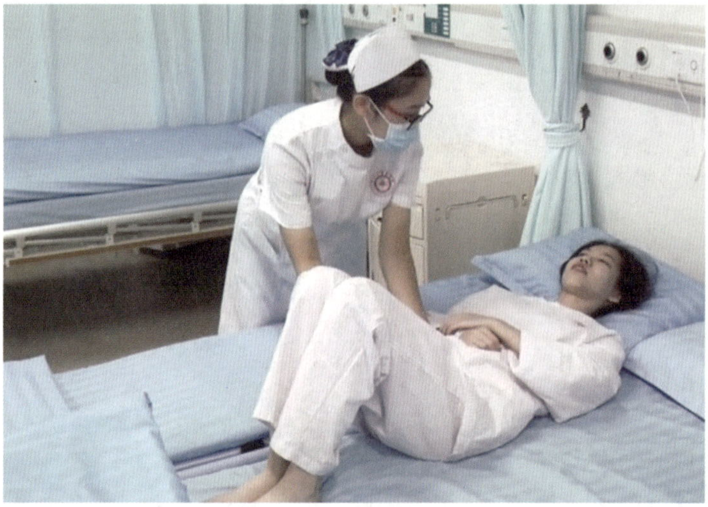

图 10–3　协助挪动患者

（2）一人搬运法：适用于上肢活动自如、体重较轻的患者。

一人、二人、三人搬运法放置平车与床成钝角，挪动法、四人搬运法平车与床平行。

①将平车推至床旁，头端（或大轮端）靠近床尾，使平车与床形成钝角，固定制动闸，拉起对侧护栏（图 10–4）。②松开盖被，协助患者屈膝，将患者移至近侧床沿。③护士左臂自患者近侧腋下伸于对侧肩部，右臂伸于患者臀下，患者双臂过护士肩部，双手交叉于护士颈后（图 10–5）。④护士双下肢前后分开站立，

重点·笔记

略微屈膝屈髋，抱起患者，稳步移动，将患者放于平车中央，盖好盖被，拉起近侧护栏。

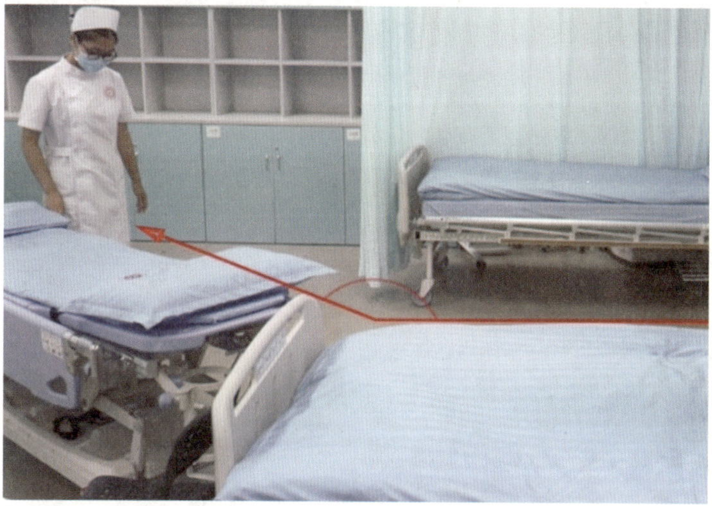

图 10-4 平车放置与床成钝角

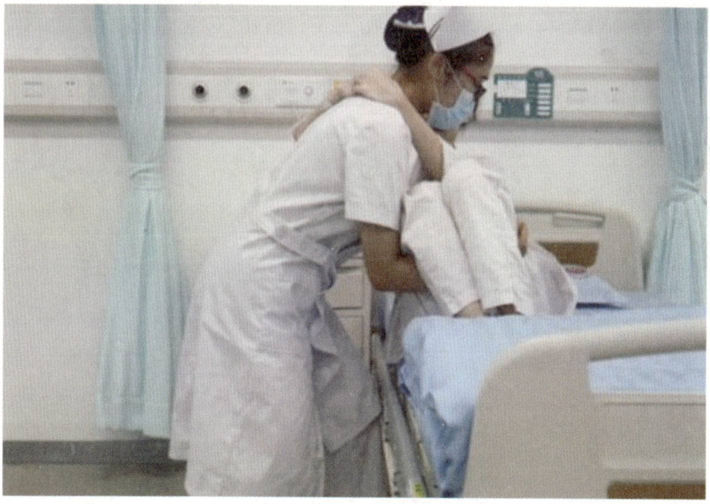

图 10-5 一人搬运法

（3）二人搬运法：适用于不能活动、体重较重的患者。①同一人搬运法（图 10-4）。②护士甲、乙站在同侧床旁，松开盖被，协助患者将上肢交叉于胸前。③护士甲左手伸至患者头、颈、肩下方，右手伸至患者腰部下方；护士乙左手伸至患者臀部上方，右手伸至患者膝部下方（图 10-6）。④两人同时抬起患者至近侧床缘，再同时抬起患者，稳步移动，将患者放于平车中央，盖好

重点·笔记

盖被，拉起近侧护栏（图 10-7）。

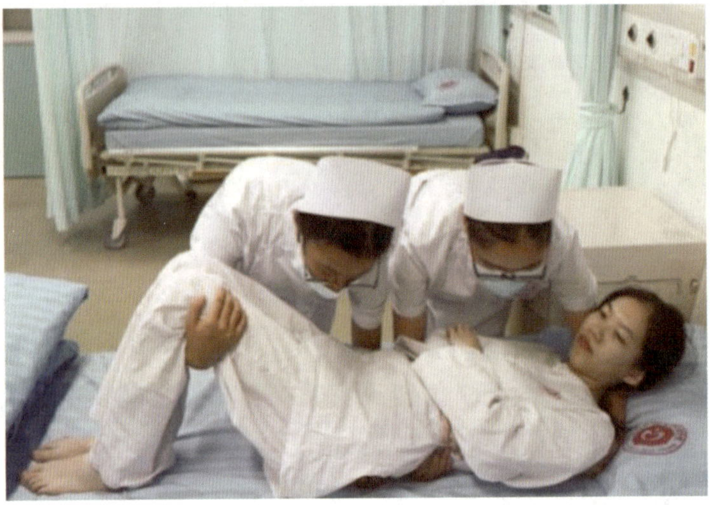

图 10-6　二人搬运法（1）

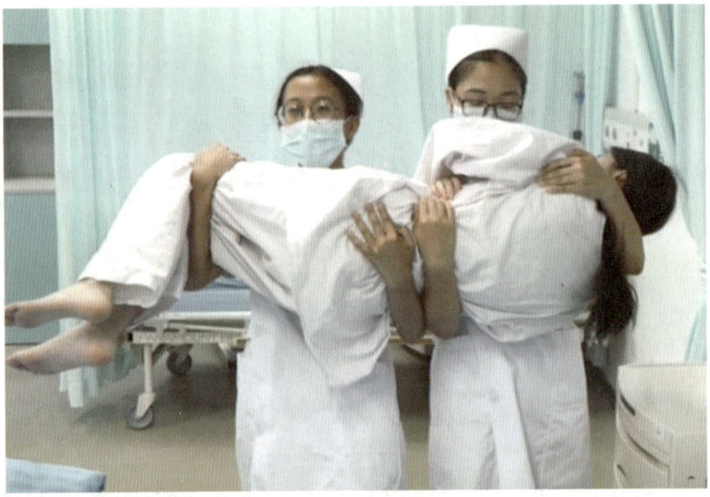

图 10-7　二人搬运法（2）

（4）三人搬运法：适用于不能活动、体重超重的患者。

①同一人搬运法（图 10-4）。②护士甲、乙、丙站在同侧床旁，松开盖被，协助患者将上肢交叉于胸前。③护士甲双手托住患者头、颈、肩及胸部；护士乙双手托住患者背、腰、臀部；护士丙双手托住患者膝部和双足（图 10-8）。④三人同时抬起患者至近侧床缘，再同时抬起患者，稳步移动，将患者放于平车中央，盖好盖被，拉起近侧护栏（图 10-9）。

重点·笔记

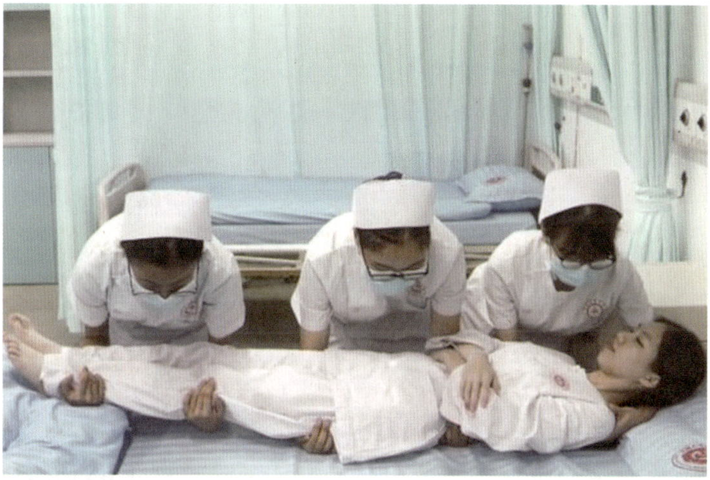

图 10-8 三人搬运法（1）

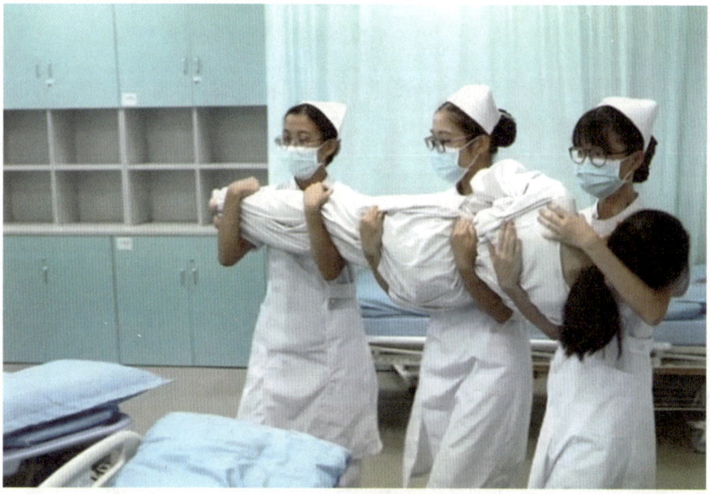

图 10-9 三人搬运法（2）

（5）四人搬运法：适用于颈椎、腰椎骨折和病情较重的患者。

①移开床旁桌、床旁椅，松开盖被，将中单放于患者腰、臀部下方（图 10-10）。②将平车推至床旁与床平行，头端（或大轮端）在床头，固定制动闸，调整平车高度与床平齐（同挪动法）（图 10-2）。③护士甲、乙分别站于床头和床尾，护士丙、丁分别站于病床和平车的一侧。④护士甲托住患者头、颈、肩部；护士乙托住患者双足；护士丙、丁分别抓住中单四角（图 10-11）。⑤四人同时抬起患者移向平车，将患者放于平车中央，盖好盖被，拉起护栏。

重点·笔记

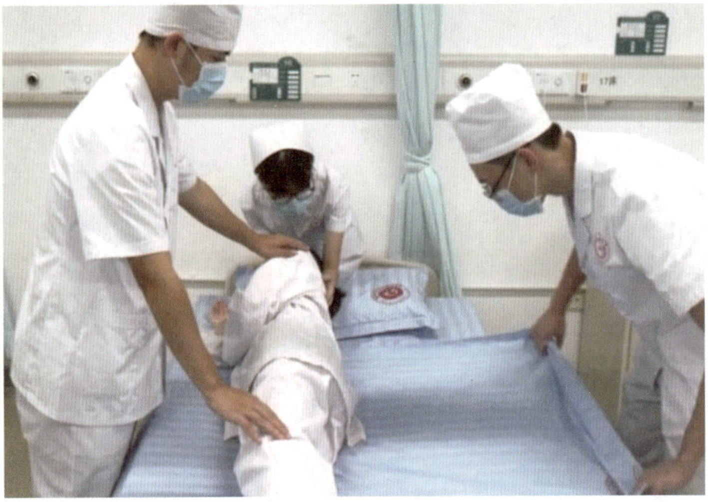

图 10–10　轴线翻身

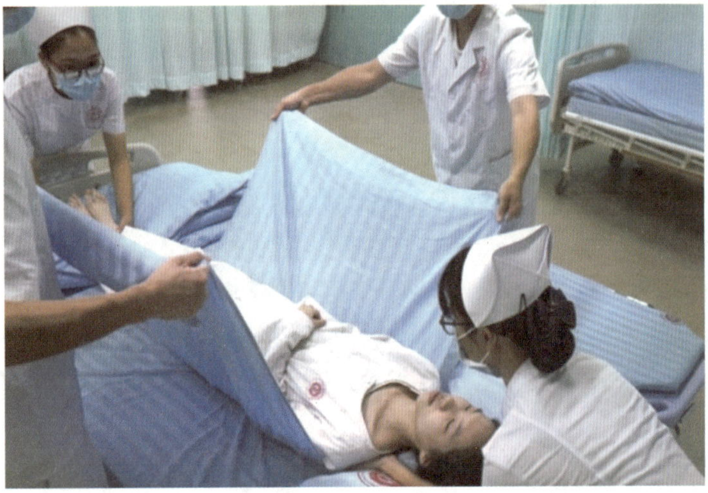

图 10–11　四人搬运法

4. 整理及转移

铺暂空床，随时观察患者，确定患者无不适后，松闸，将其推至目的地。

【注意事项】

1. 搬运时注意动作轻稳、准确，确保患者安全和舒适。

2. 搬运过程中，注意观察患者的病情变化，避免引起并发症。

3. 妥善安置患者身上的管路（如输液管、导尿管、引流管等），避免管路受压、反折或逆流，保证患者的持续性治疗不受影响。

重点 · 笔记

4. 采用二人或三人搬运时，护士从床头开始，按身高从高到低排列，使患者头部处于较高的位置；同样上下坡时，患者头部处于高位，以减轻不适，保证安全。

5. 运送患者时，护士应位于患者头部一端，随时注意患者的病情变化。

6. 运送颅脑损伤、颌面部外伤以及昏迷患者时，应将其头偏向一侧；运送颈椎损伤患者时，使用颈托固定使头部保持中立位。

【知识拓展】

医用转移板和一次性滑移垫

医用转移板又称医用过床器、医用过床易，是一种患者平移或转移的护理工具。一次性滑移垫，也称一次性静态搬运床单，是在医用转移板的基础上研发生产的新型一次性护理耗材。二者均利用两种不同特殊材料之间的滑动性，由一名医护人员拉引滑动，形成类似传动带的效果，实现患者“不动式”平稳过床，适用于医院各科室病床、推车、手术台、CT 台、X 线检查台之间患者的过床，患者的移位、侧身、清洁以及康复或重症患者的护理。医用转移板和一次性滑移垫的应用改变了传统的过床方式，节时省力，方便快捷，既减轻了医护人员和家属的体力负担，也避免了患者二次损伤或身体裸露等情况的发生，减轻患者疼痛、保证患者舒适度，从而提高医疗护理质量。

【护考考点】

1. 选择合适的运送患者工具。
2. 采用正确的搬运法移动患者。
3. 多人协同搬运患者时的注意事项。
4. 使用平车运送患者过程中的注意事项。
5. 正确运用人体力学原理搬运患者。

【测试题】

扫码练习

【评价标准】

平车运送法操作质量标准

项目	操作质量标准
评估	·通过查看床头卡和手腕带，认真查对床号、姓名、住院号 ·全面评估患者（体重、病情、意识、躯体活动能力、合作程度） ·告知运送的目的，患者能够充分理解并同意 ·解释操作方法、注意事项及配合方法，取得患者配合
准备	·着装整齐，指甲修剪干净 ·环境满足操作需要 ·洗手，戴口罩 ·物品准备齐全，性能完好
实施	·再次查对 ·妥善安置各种管路 ·根据患者病情及体重，确定搬运方法 ·平车位置放置正确，固定制动闸 ·搬运方法正确，患者舒适，无磕碰 ·二人、三人、四人搬运动作要协调 ·患者于平车中央，取合适体位、注意保暖 ·随时观察患者的病情变化 ·整理床单位 ·打开车闸，运送患者至指定地点 ·运送方法正确
效果评价	·动作娴熟、稳健、节力、优美 ·搬运安全、舒适，患者主动配合 ·符合查对原则 ·注意人文关怀，具备爱伤观念 ·护患沟通自然，用语规范、亲切

（张　瑶）

重点·笔记

第十一章　特殊口腔护理

【操作目的】

1. 保持口腔清洁、湿润，使患者舒适，预防口腔感染等并发症。

2. 防止口臭、口垢，促进食欲，保持口腔正常功能。

3. 观察口腔黏膜和舌苔的变化及特殊的口腔气味，提供病情的动态信息。

【常用英文词汇】

oral care 口腔护理　　　　denture 义齿

special oral care 特殊口腔护理

【病例】

患者张某，男性，52 岁，初中文化，工人。一次因淋雨后出现头痛、双下肢无力，即来医院就诊，CT 检查诊断为“脑出血”，入院后第 2 日病情恶化，昏睡，时有躁动。医嘱：生理盐水口腔护理。请护士为患者做晨间口腔护理。

【医嘱单】

长 期 医 嘱 单

姓名：[redacted]　性别：男　年龄：52 岁　科室：神经内科　住院号：[redacted]　床号：1 床

起始		医嘱内容	医生签名	护士签名	停止		医生签名	护士签名
日期	时间				日期	时间		
09-20	08：30	一级护理	[redacted]	[redacted]				
09-20	08：30	生理盐水口腔护理　b. i. d	[redacted]	[redacted]				

【操作前准备】

1. 患者

查对：床号、姓名、腕带、床头卡。

重点·笔记

活动性义齿取下后放置于冷水杯中，不可浸于热水中，不可使用乙醇消毒。

评估：评估患者的病情、意识、心理状态、自理能力、口腔状况（备手电筒观察口唇有无干裂；口腔黏膜有无溃疡、出血；牙龈有无红肿、出血；舌苔有无厚腻；有无口臭；牙齿有无松动，有无活动性义齿）（图 11–1）。

评估认知：患者对口腔护理及注意事项的认知，合作程度。

解释：解释口腔护理的目的、方法、注意事项、可能出现的不适及配合要点。

体位：昏迷或体弱患者取平卧位或侧卧位，头偏向一侧，清醒患者可根据患者舒适程度摇高床头。

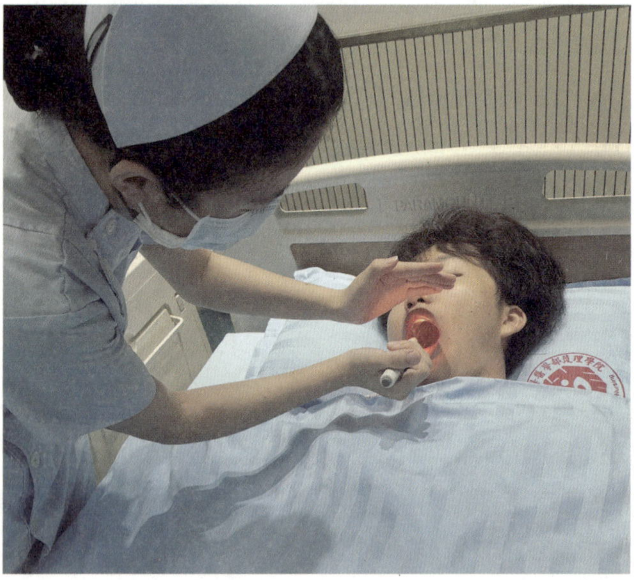

图 11–1　评估患者口腔情况

2. 环境

环境宽敞、明亮、清洁、安静，无人打扫，无扬尘。

3. 护士准备

衣帽整洁，修剪指甲，洗手，戴口罩。

4. 用物准备

治疗盘、无菌治疗巾、口腔护理包(内含治疗巾 1 块、弯盘 2 个、压舌板 1 个、镊子 1 个、止血钳 1 个、棉球若干）、口腔护理液、漱口杯（内盛漱口溶液）、吸管、手电筒、纱布（或纸巾）、一次性薄膜手套、备用棉球、快速手消毒液、医嘱单 / 治疗单、医用垃圾桶、生活垃圾桶（图 11–2）。

重点·笔记

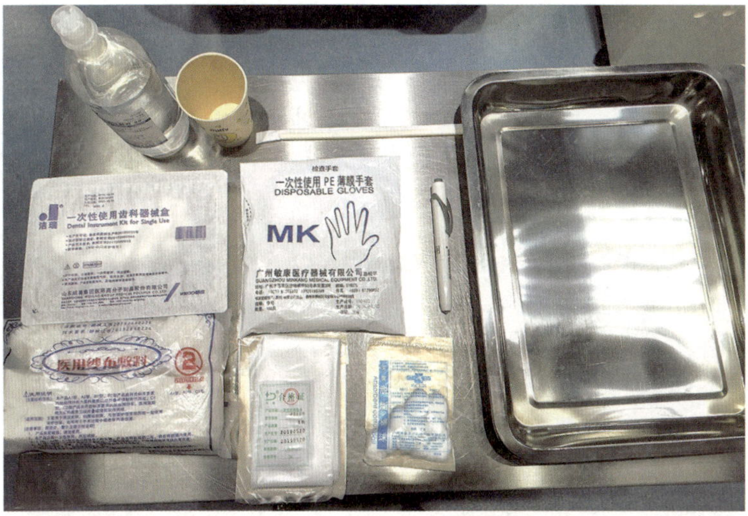

图 11-2　特殊口腔护理用物准备

【操作步骤】

➡ 准备口腔护理盘（治疗室内完成）

1. 铺盘

打开一次性治疗巾，铺盘。打开口腔护理包，包内物品放入盘中，盘内有弯盘 2 个、棉球若干、止血钳、镊子、压舌板、纱布、手套、治疗巾（图 11-3）。

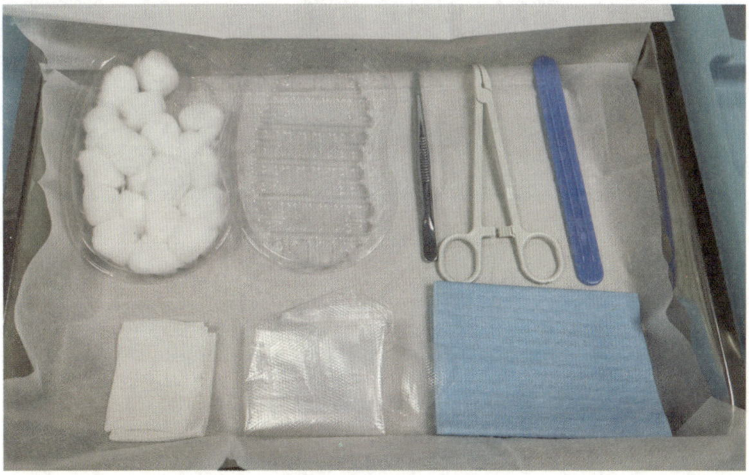

图 11-3　铺盘（特殊口腔护理盘）

2. 备棉球

根据患者口腔评估情况准备适量的棉球。

重点·笔记

常用的口腔护理液：

生理盐水——预防感染。

氯己定——广谱抗菌。

甲硝唑——抗厌氧菌感染。

过氧化氢——防腐防臭，清洗溃疡。

碳酸氢钠——预防真菌感染。

3. 备口腔护理液

将口腔护理液倒入放置棉球的弯盘内，用口腔护理液浸湿棉球（图 11-4）。

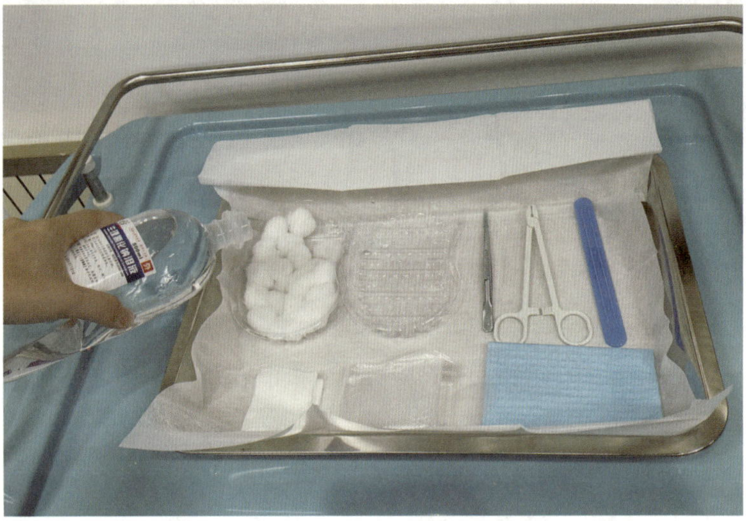

图 11-4　口腔护理液浸湿棉球

4. 拧干并逐个分离棉球

将棉球拧干并逐个进行分离（图 11-5）。

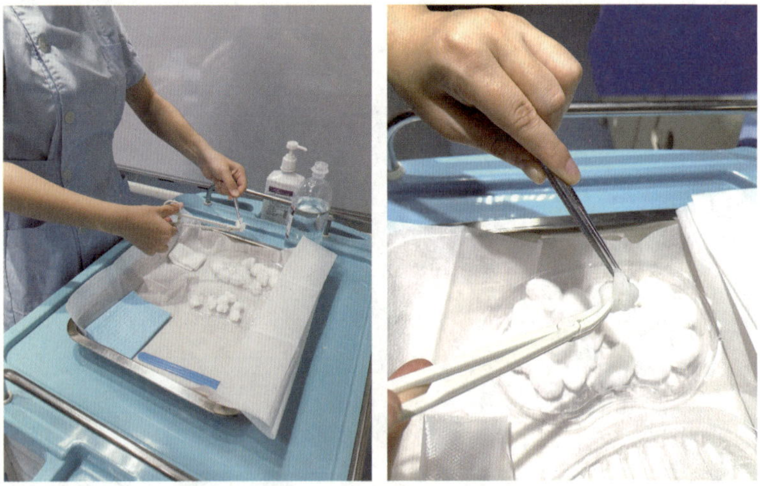

图 11-5　拧干并分离棉球

5. 清点棉球数量

根据患者口腔评估情况准备适量的棉球，拧干棉球后，清点数量（常规至少准备 16 个棉球）（图 11-6）。

常规口腔护理，擦洗一个部位需要换一个棉球，至少备 16 个棉球：润口唇 1 个，左侧牙齿各面 6 个，右侧牙齿各面 6 个，硬腭、舌面、舌下各 1 个，共计 16 个。

重点·笔记

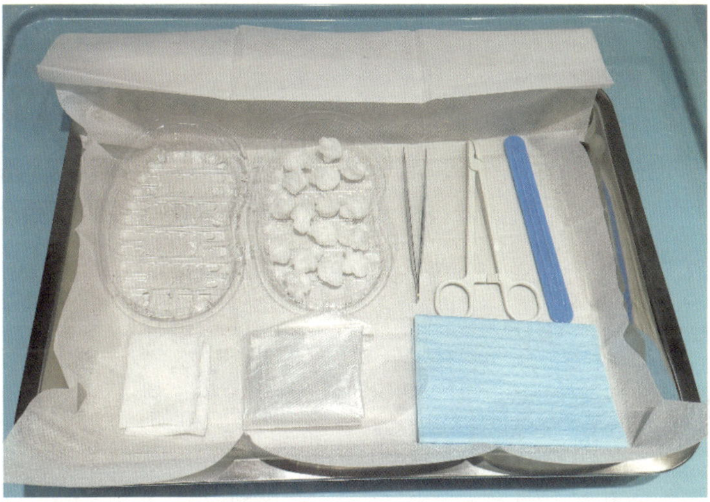

图 11-6　清点棉球数量

6. **准备治疗车**

将铺好的口腔护理盘置于治疗车上层（图 11-7）。

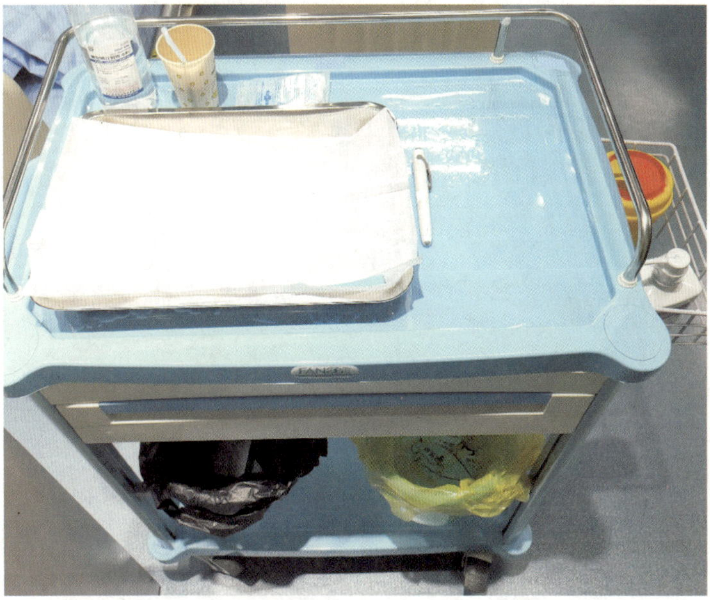

图 11-7　特殊口腔护理治疗车准备

7. **洗手，脱口罩**

洗手，脱口罩，备齐用物进病房。

口腔护理过程（病房内完成）

1. **查对**

再次查对床号、姓名、腕带、床头卡，向患者解释。

重点·笔记

注意：在递棉球过程中，始终保持镊子在上，止血钳在下，目的是防止已接触患者口腔内止血钳上的液体倒流污染清洁的镊子。

2. 洗手，戴口罩

按七步洗手法洗手，戴口罩。

3. 移盘，摆体位，铺巾，戴手套，放弯盘

将治疗盘移到床头桌，协助患者取合适体位（患者取平卧位，头偏向护士，可适当将枕头移向护士一侧），患者颌下铺治疗巾，戴一次性薄膜手套，空弯盘置于患者口角旁（图 11-8）。

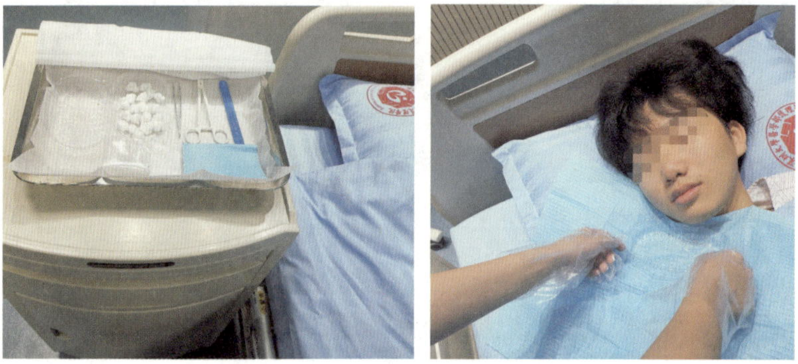

图 11-8　移盘、为患者铺巾放置弯盘

4. 润唇、漱口，查口腔

用止血钳取 1 个棉球湿润患者口唇（棉球①）（图 11-9），协助患者漱口（酌情用纸巾或纱布擦干口角），用手电筒和压舌板观察患者口腔情况（有义齿者，取下义齿）。

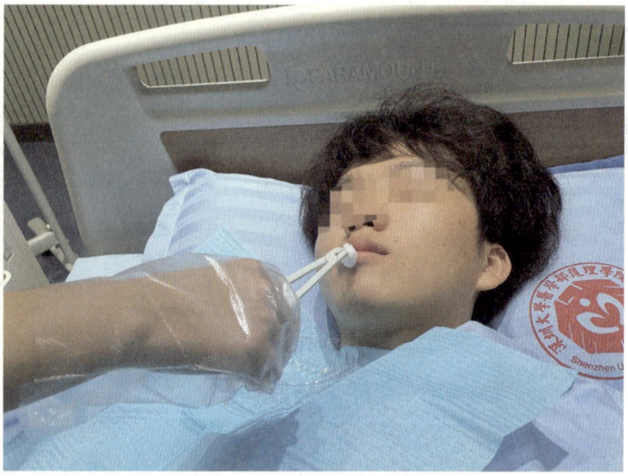

图 11-9　湿润患者口唇

5. 擦洗

镊子夹取含有口腔护理液的棉球，递给止血钳（图 11-10）。

重点·笔记

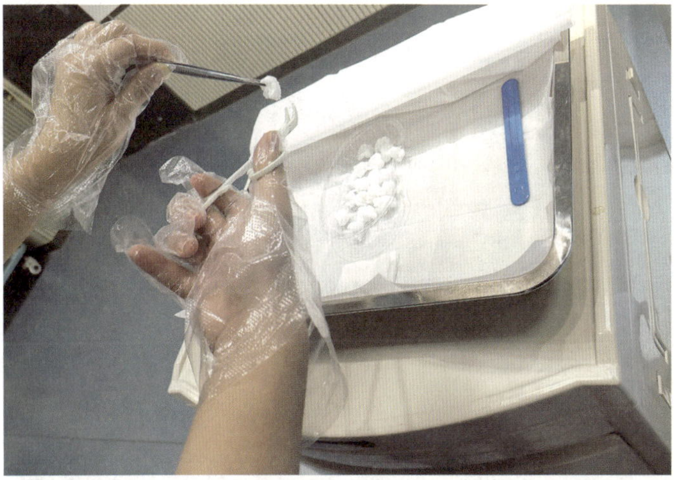

图 11-10　递棉球

（1）嘱患者咬合上下齿，用压舌板轻轻撑开面颊部，夹紧棉球由内向外纵向擦洗左外侧面至门齿（棉球②）（图 11-11）。

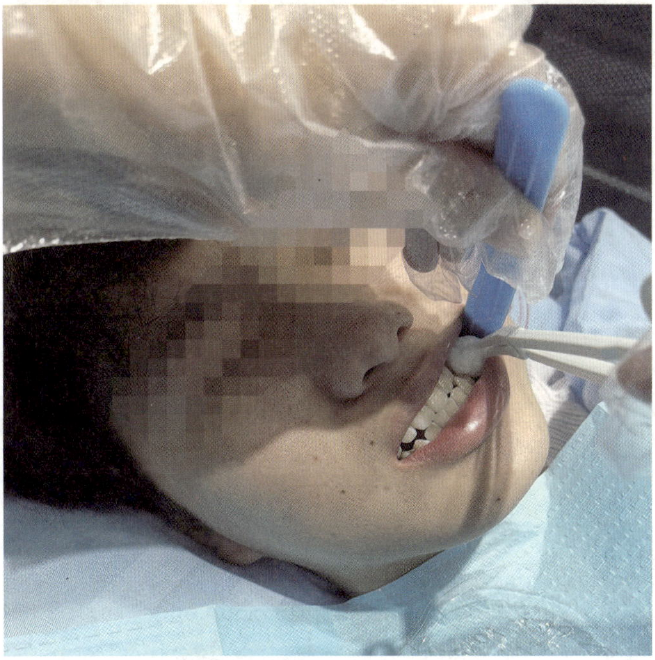

图 11-11　擦洗牙齿外侧面

（2）嘱患者张口，依次擦洗左侧牙齿上内侧面、上咬合面、下内侧面、下咬合面，保护好牙龈，环形擦洗左侧面颊部（棉球③～⑦）（图 11-12）。

重点·笔记

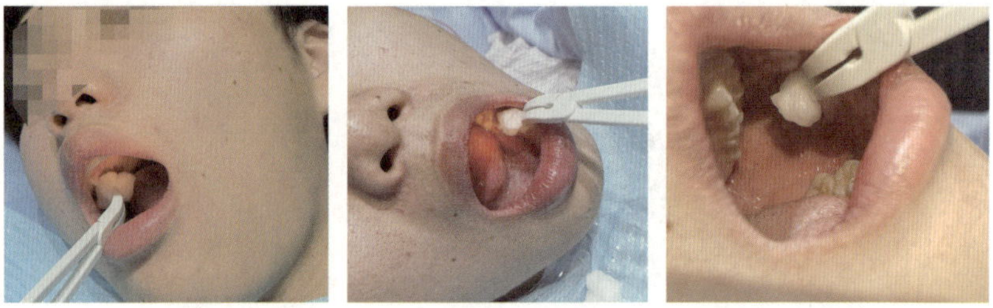

图 11-12　擦洗内侧面、咬合面、面颊部

（3）同法擦洗右侧（棉球⑧～⑬）。

（4）擦洗硬腭、舌面、舌下（棉球⑭～⑯）（图 11-13）。

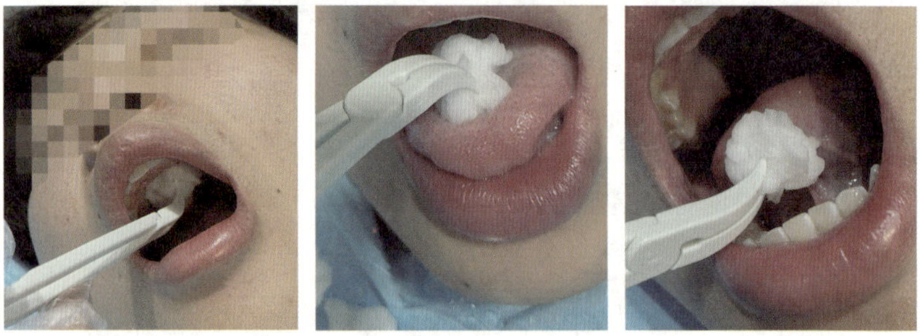

图 11-13　擦洗硬腭、舌面、舌下

（5）再次清点棉球数量，共 16 个棉球。

6. 漱口、查口腔

协助患者漱口（图 11-14），擦净口唇，再次评估患者口腔状况，询问患者感受。

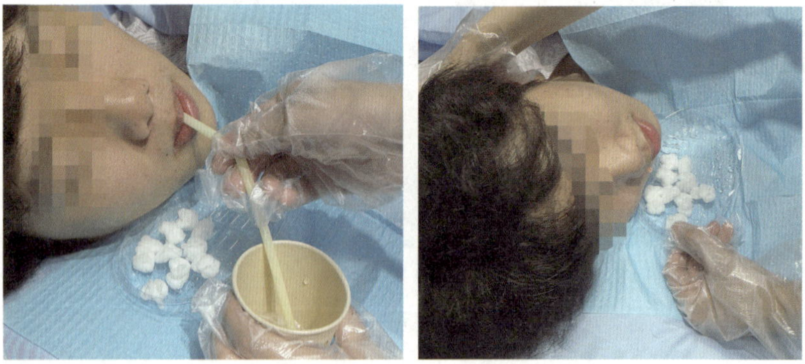

图 11-14　协助患者床上漱口

7. 口唇护理

根据患者情况用外用药，口唇干裂者给润唇。

重点·笔记

➡ 操作后整理

1. 整理及指导

（1）撤去治疗巾和弯盘，脱手套。

（2）协助患者取舒适体位，整理床单位；同时跟患者沟通，询问患者感受，健康指导，感谢患者配合。

（3）整理用物，垃圾分类处置。

（4）洗手，脱口罩，健康宣教，签字记录。

2. 操作效果

患者口腔舒适，无不良反应，达到清洁口腔的目的。

3. 时间要求

口腔护理操作要求 12 分钟内完成（从铺口腔护理盘、洗手、戴口罩开始，到操作后洗手、脱口罩）。

【注意事项】

1. 操作动作应当轻柔，避免钳端碰到牙齿，损伤黏膜及牙龈，对凝血功能差的患者应特别注意。

2. 对昏迷患者应当注意棉球的干湿度，禁止漱口。

3. 使用开口器应从臼齿处放入；牙关紧闭者不可使用暴力使其张口，以免造成损伤。

4. 擦洗时须用止血钳夹紧棉球，每次 1 个，防止棉球掉落遗留在口腔内。

5. 如有活动性义齿，应先取下义齿再进行擦洗。

【知识拓展】

口腔护理新技术

经口气管插管患者置管后会出现一系列口腔相关并发症，有效的口腔护理是控制口腔感染、预防呼吸机相关性肺炎的重要措施。但管道和牙垫的遮挡以及担心管道移位等原因，传统擦洗式口腔护理实施效果不佳。中华护理学会 2021 年 2 月颁布了《成人经口气管插管机械通气患者口腔护理》团体标准：成人经口气管插管机械通气患者口腔护理有冲洗结合刷洗及冲洗结合擦拭法。目前有一种改良成人经口气管插管机械通气患者口腔护理方法：口腔护理前评估患者生命体征、氧合指数、呼吸机参数、气

重点·笔记

管插管是否移位及气道通畅等。保持气管插管末端至门齿距离不变，监测维持气囊压力 25~30cmH$_2$0，抬高床头 ≥ 30°，头偏向一侧；吸引负压为 −120~−80mmHg。采用擦拭结合冲洗法：0.12% 洗必泰含漱液湿润棉球擦拭，棉球以不滴水为宜。先对侧后近侧，依次擦拭牙齿、颊面、舌面、舌下、硬腭及气管插管表面。双人操作，先擦拭后冲洗，采用吸唾管连接负压吸引。温开水冲洗量均为 60mL，每 8 小时进行一次口腔护理。此方法极大地提高了口腔护理质量，提高了患者舒适度，减少了口腔护理用时，提高了工作效率。

【护考考点】

1. 口腔护理的目的。
2. 口腔护理的用物准备。
3. 常用的口腔护理漱口溶液。
4. 口腔护理的操作方法。
5. 口腔护理的注意事项。

【测试题】

扫码练习

【评价标准】

特殊口腔护理操作质量标准

项目	操作质量标准
评估	· 通过查看床头卡和腕带，认真查对床号、姓名、住院号 · 全面评估患者，用手电筒检查评估口腔情况，询问有无活动性义齿，有无黏膜出血、溃疡、口唇干裂等 · 评估患者对操作的认知情况，并充分告知患者 · 准确告知操作目的，患者能够充分理解并同意 · 准确解释操作方法、可能出现的不适及配合操作的方法，取得患者配合

续表

项目		操作质量标准
准备		·着装整齐，指甲修剪干净 ·环境宽敞明亮，无人打扫，无扬尘 ·洗手，戴口罩 ·物品准备齐全，放置合理 ·漱口液准备正确
实施	铺口腔护理盘	·铺巾方法正确，盘内物品放置合理、齐全 ·拧干棉球手法正确，棉球湿度符合要求 ·清点棉球数量，根据患者口腔情况准备足够数量的棉球
	口腔护理过程	·再次查对患者，评估环境 ·洗手，戴口罩，移盘 ·摆体位（昏迷患者头偏一侧），戴手套，颌下铺巾，放弯盘 ·湿润上下唇方法正确，夹取棉球方法正确 ·清醒患者协助漱口 ·用手电筒和压舌板再次检查口腔，必要时取义齿 ·夹取棉球擦洗口腔各部位，夹取棉球和递棉球的方法正确
	口腔护理过程	·擦洗口腔顺序正确，不遗漏擦洗部位，擦洗彻底 ·擦洗过程中和患者交流恰当，能正确指导患者配合 ·擦洗时动作轻柔 ·正确使用压舌板 ·协助清醒患者再次漱口（嘱配合），昏迷患者禁漱口 ·观察口腔（嘱张口，询问感觉），酌情给予药物 ·再次清点棉球数量
	整理	·撤去治疗巾和弯盘，脱手套 ·协助患者取舒适体位，整理床单位 ·健康指导，询问患者感受，感谢患者配合 ·整理用物，垃圾分类处置 ·洗手，脱口罩 ·查对，记录
效果评价		·在规定时间内完成操作 ·操作熟练、流畅，动作轻柔，应变能力强 ·全程与患者沟通交流，富有真情实感 ·语言、动作符合专业规范 ·具备爱伤观念 ·严格遵守查对原则、无菌原则 ·注意人文关怀，沟通时面带微笑，称呼合适，用语亲切

（方淇玉）

重点·笔记

第十二章　温水拭浴法

【操作目的】

1. 使高热患者降温。
2. 使中暑患者降温。

【常用英文词汇】

tepid water sponge bath 温水拭浴　　cold therapy 冷疗法
secondary effect 继发效应

【病例】

患者李某，男性，74 岁，初中文化，退休工人。1 周前感冒后发热、咳嗽、咯大量脓痰，伴气促、发绀，来医院就诊。查体：T 38.5℃，P 94 次 / 分，R 28 次 / 分，BP 120/85mmHg。神志清，双肺散在干湿啰音，桶状胸，呼吸减弱。既往咳嗽、咳痰 25 年，气促 5 年，有吸烟史 40 余年，无高血压、冠心病病史。诊断：慢性阻塞性肺疾病（急性加重期）。患者因长期咳嗽、咳痰，劳动能力逐渐丧失，体重下降、长期焦虑、卧床。

发热的临床分级（口温）：
低热：37.3℃ ~38℃；
中等热：38.1℃ ~39℃；
高热：39.1℃ ~41℃；
超高热：41℃以上。

医嘱：温水拭浴，需要时，请护士为此患者做温水拭浴护理。

·温水拭浴通过温水在皮肤上迅速蒸发，使机体散热，从而使高热、中暑患者降温。

·乙醇是一种挥发性的液体，若拭浴的温水中加入乙醇溶液，能刺激皮肤血管扩张，进而使皮肤散热能力增强，使患者降温速度加快。

【医嘱单】

重点·笔记

临 时 医 嘱 单

姓名：[redacted]　　性别：男　　年龄：74 岁　　科室：呼吸内科　　住院号：[redacted]　　床号：1 床

起始		医嘱内容	医生签名	护士签名	执行时间	执行者签名
日期	时间					
09-20	14：30	温水拭浴降温　　s. o. s	[redacted]	[redacted]		

临时医嘱，如需立即执行（st），通常只执行 1 次。

【操作前准备】

1. 患者

查对：床号、姓名、腕带、床头卡。

评估：患者的年龄、病情、体温、意识、治疗情况；心理状态及合作程度；全身皮肤情况、肢体活动能力等；患者是否做过温水拭浴，为何要做温水拭浴，对其治疗有何帮助等的认知情况。

解释：解释温水拭浴的目的、方法、注意事项、可能出现的不适及配合要点。

告知：操作过程需卧床进行，可能会有肢体暴露，需取得患者的配合；操作需一段时间，嘱患者有需要的话可提前排净大小便。

若使用乙醇拭浴，需备 25%~35% 乙醇溶液 200~300mL，温度不低于 30℃，该温度接近体温，是为了避免过冷的刺激进一步促进肌肉收缩，使体温继续上升。

2. 环境

室温适宜，关闭门窗，光线充足，环境安静、清洁，拉床帘或屏风遮挡。

3. 护士准备

衣帽、鞋穿戴整洁，修剪指甲，洗手，戴口罩。

4. 用物准备

（1）治疗车上层：治疗碗或面盆（内盛 32℃ ~34℃温水 2/3 满）、治疗盘、小毛巾 2 条、大浴巾 1 条、冰袋、冰袋套、热水袋、热水袋套、清洁衣裤、快速手消毒液、临时医嘱单。

（2）治疗车下层：医用垃圾桶、生活垃圾桶，必要时备便盆（图 12-1）。

【操作步骤】

➡ 拭浴前准备

1. 查对

携用物到患者床旁，查对患者床号、姓名、腕带、床头卡。

脱去的脏衣物放置于治疗车下层。

重点·笔记

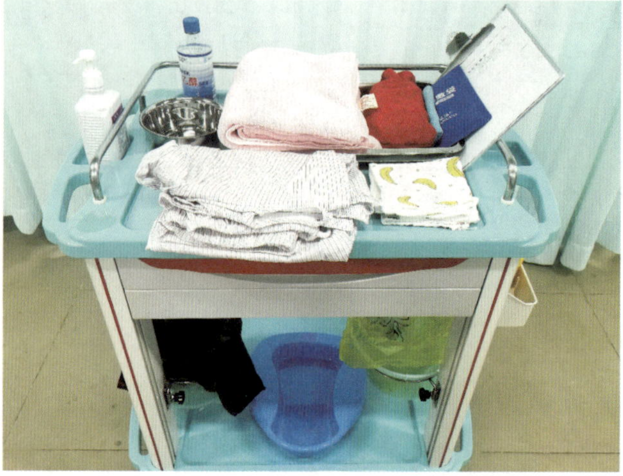

图 12-1　温水拭浴用物准备

2. 评估

再次询问患者是否已排空尿便（必要时准备便盆协助患者床上排便），关闭门窗，拉上床帘。

3. 洗手，戴口罩

按七步洗手法洗手，戴口罩。

4. 体位

摇平床头，松开盖被，协助患者脱去上衣，先脱近侧，后脱远侧，为患者盖好盖被，协助患者取平卧位。

5. 放置热水袋、冰袋

放置冰袋于患者头部，放置热水袋于患者足底部（图 12-2）。协助患者脱去上衣，先脱近侧，后脱远侧，为患者盖好盖被。

冰袋置于头部可加速头部降温，同时防止头部充血引起头痛；足底置热水袋，可使患者感到舒适。

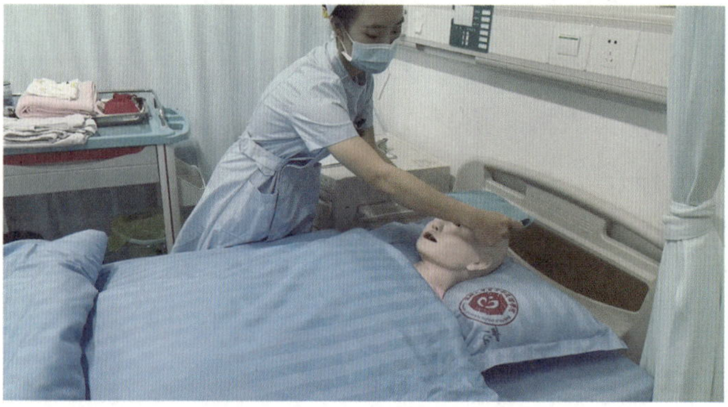

图 12-2　放置冰袋（1）

重点·笔记

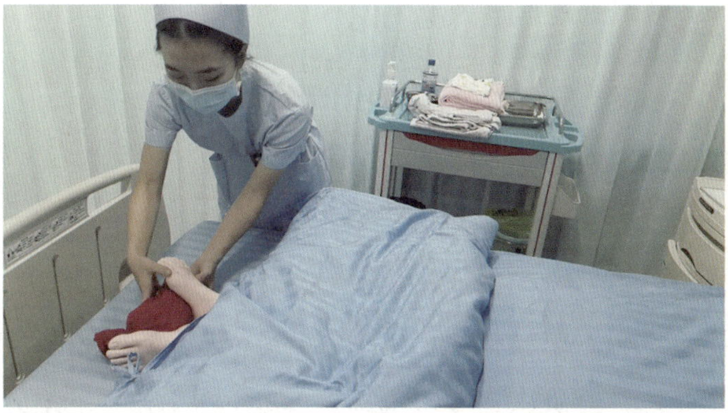

图 12-2　放置热水袋（2）

拭浴过程

1. 垫浴巾

依次暴露出患者的擦拭部位，将大浴巾垫于擦拭部位下（图 12-3），先掀开患者右侧盖被，暴露出右上肢，右上肢下垫大浴巾。

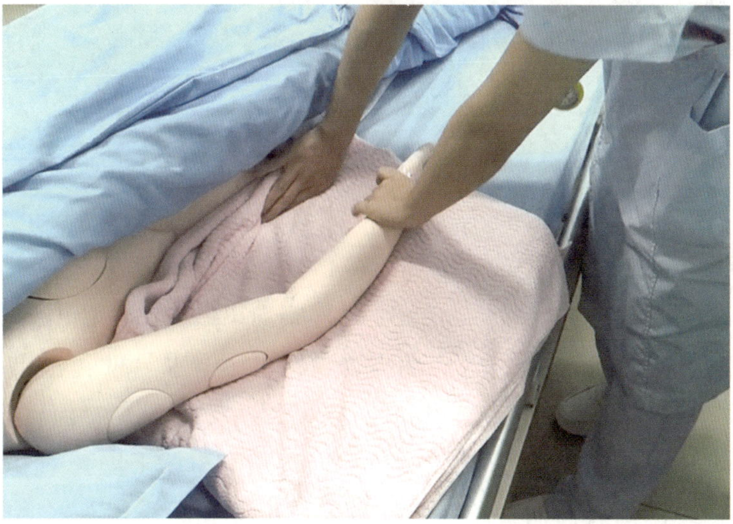

图 12-3　拭浴肢体下垫大浴巾

2. 浸湿毛巾

将小毛巾缠在右手上，浸湿温水，拧至不滴水为宜（图 12-4）。

3. 拭浴双上肢

（1）手法：延离心方向轻轻拍拭，边擦拭边按摩，注意用力均匀；一个部位擦拭完毕后重新浸湿小毛巾擦拭（图 12-5）。

重点·笔记

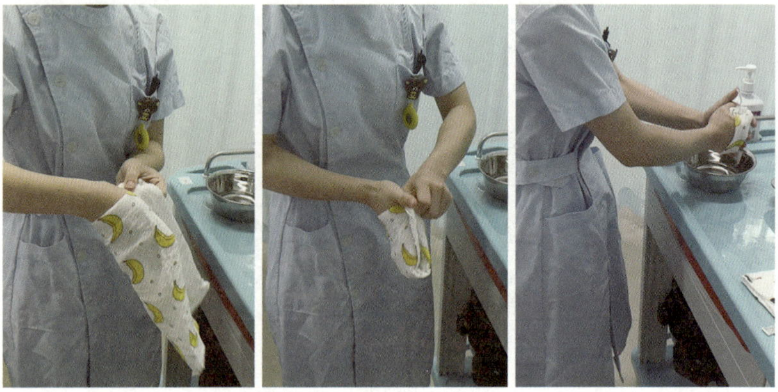

图 12-4　用温水浸湿小毛巾

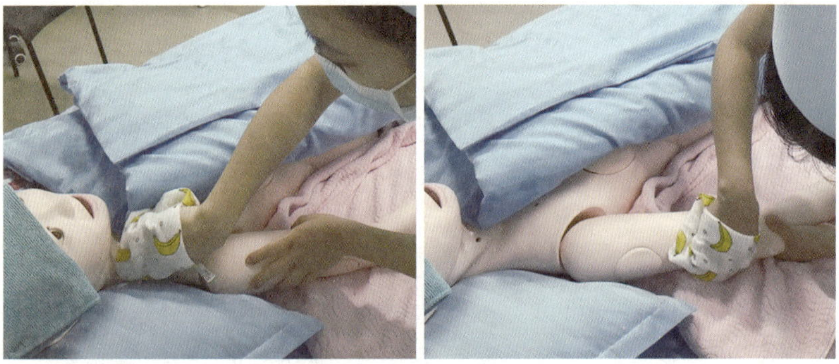

图 12-5　轻拍拭浴

（2）顺序：颈部外侧→肩→上臂外侧→手背；侧胸→腋窝→上臂内侧→肘窝→前臂内侧→掌心。

从颈部外侧开始，沿肩、上臂外侧向离心方向轻轻拍拭至手背部，边擦拭边按摩，注意用力均匀；再用温水湿润小毛巾后，从侧胸开始，轻拍擦拭至腋窝，沿上臂内侧经肘窝、前臂内侧擦拭至掌心。右侧上肢擦拭完毕后，用大浴巾擦干皮肤（图 12-6）。协助患者面向护士侧卧，将左侧上肢置于身体上方，左上肢下垫大浴巾（图 12-7）。同法擦拭左侧上肢。在擦拭腋窝、肘窝、掌心等部位时应稍用力，停留时间延长。

腋窝、肘窝、掌心、腘窝处为大血管流经部位，擦拭时稍用力并停留一段时间可促进散热。

4. 拭浴肩背部

顺序：肩部→背部→臀部。

擦拭完双上肢，患者保持侧卧位，将大浴巾垫于腰背部下，从颈下肩部开始轻拍擦拭至臀部（图 12-8），大浴巾擦干。上身擦拭完毕，将第一块小毛巾置于治疗车下层；协助患者穿干净的上衣，先穿远侧上肢，后穿近侧上肢；协助患者取平卧位。

若患者肢体有疾患，则先穿患侧，后穿健侧。

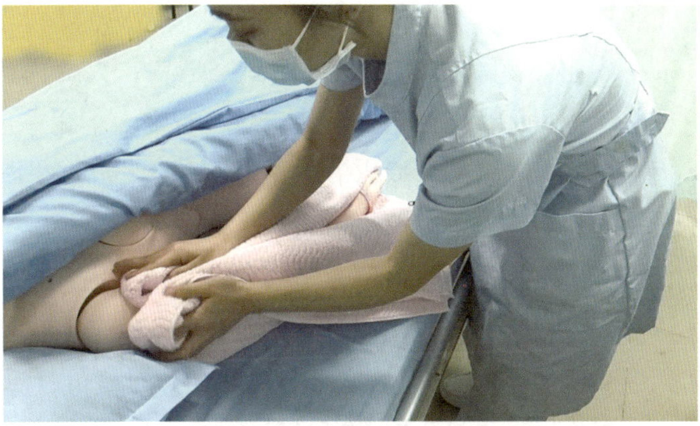

图 12-6　用大浴巾擦干皮肤

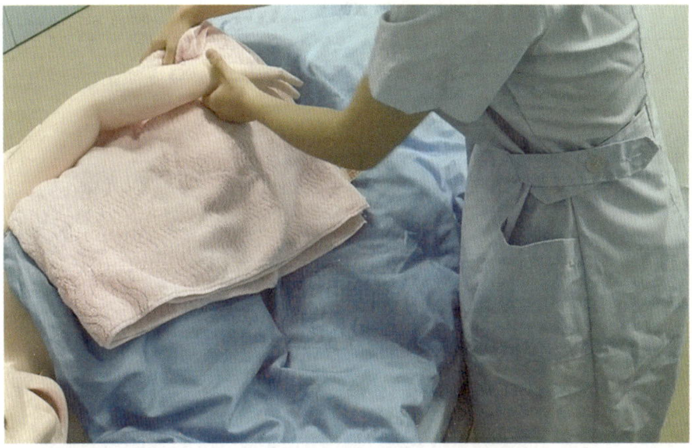

图 12-7　协助患者面向护士侧卧，垫大浴巾

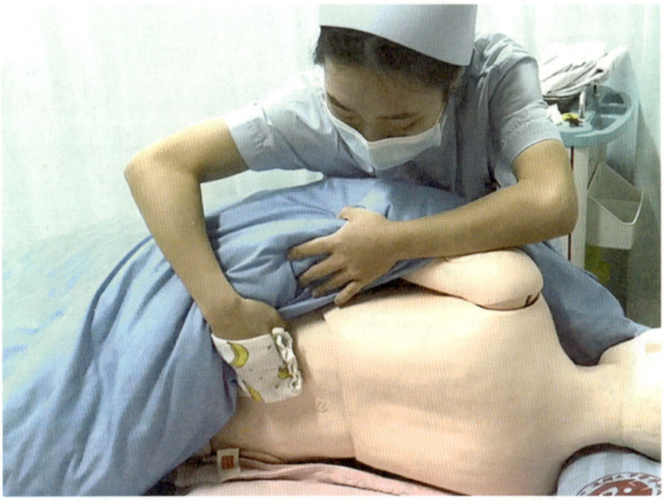

图 12-8　拭浴肩背部

重点·笔记

重点·笔记

5. **拭浴双下肢**

顺序：大腿外侧→髂骨→下肢外侧→足背；大腿内侧→腹股沟→下肢内侧→内踝；臀下→大腿后侧→腘窝→小腿→足跟。

协助患者脱下裤子，暴露出右侧下肢，将大浴巾铺垫于下肢下；另换一条小毛巾，浸湿温水后，沿大腿外侧，经髂骨、下肢外侧擦拭至足背；再沿大腿内侧，经腹股沟、下肢内侧擦拭至内踝；护士一只手抬起大腿，从臀下，沿大腿后侧擦拭至腘窝、小腿、足跟（图 12–9）。在擦拭腹股沟、腘窝时应稍用力，停留时间延长。同法擦拭左侧下肢。各部位擦拭完毕后用大浴巾擦干，撤去大浴巾，协助患者穿好清洁裤子。

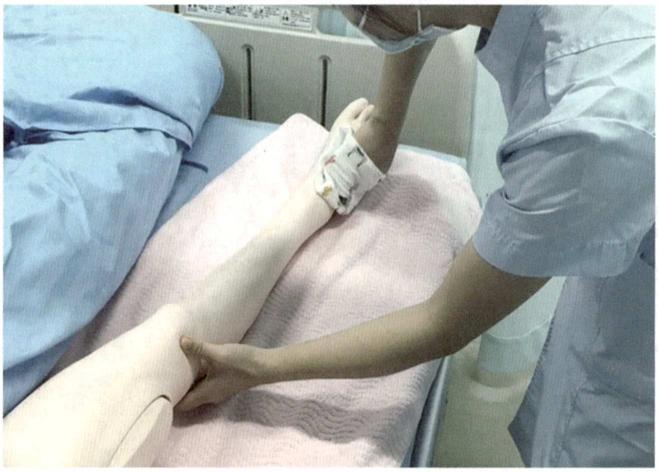

图 12–9　拭浴双下肢

6. **病情观察**

在擦拭过程中要随时观察患者的病情变化，有无寒战、面色苍白、脉搏和呼吸异常等情况。若有不适应立即停止擦拭。

拭浴后整理

1. **擦拭完毕后，撤去热水袋**

盖好盖被，取舒适体位，整理好床单位。

2. **测脉搏**

拭浴完结后为患者测量脉搏（图 12–10）。

3. **洗手，脱口罩**

按七步洗手法洗手，脱口罩。

在整个擦拭过程中，注意避开：枕部、胸腹部、足底部等冷疗禁忌部位。

重点·笔记

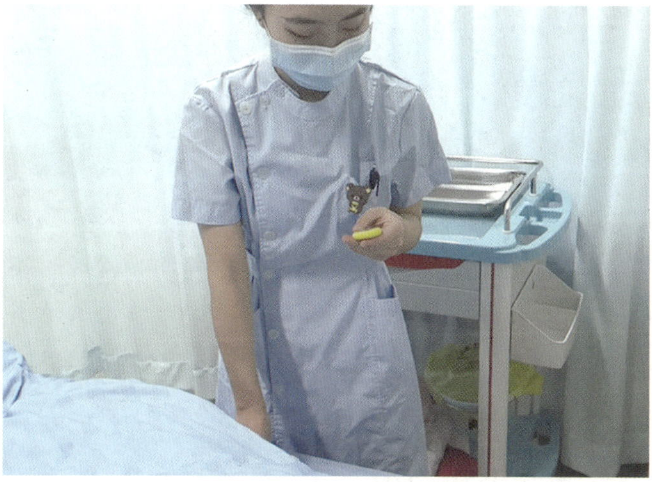

图 12-10　测脉搏

4. 查对、记录

在临时医嘱单上签名并记录时间，记录降温时间、治疗反应及降温效果。

5. 效果判断

擦拭完毕 30 分钟后测量患者的体温，体温降至 39℃以下后取下冰袋。

6. 整理及指导

拉开床帘、开窗通风，健康宣教，感谢患者配合。

7. 时间要求

为患者降温，操作过程每个肢体（四肢、肩背部）需擦拭至少 3 分钟，整个过程要求 20 分钟内完成。

【注意事项】

1. 拭浴时，以拍拭的方式进行，不用摩擦的方式，因摩擦生热会抵消降温效果。

2. 拭浴时，在腋窝、腹股沟、腘窝等大血管丰富处多停留一段时间，可增加散热。

3. 在拭浴过程中严密观察患者的局部皮肤情况和反应情况，如若出现寒战、面色苍白、脉搏呼吸异常，应立即停止拭浴。

4. 严禁拭浴的部位：枕后、心前区、腹部、足底。

5. 严禁使用乙醇拭浴的人群：新生儿、血液病患者、年老体弱患者，此类患者高热降温需使用温水拭浴。

【知识拓展】

高热降温新技术

高热是颅脑损伤死亡的重要因素之一，对颅脑损伤患者要及时有效降温，冰袋冰敷是常用的传统物理降温方法。冰袋冰敷介质的选择在物理降温效果上会有差异。冷疗常用的清水冰袋和25%乙醇冰袋比较，25%乙醇冰袋用冷180分钟时降温幅度高，更换次数少，建议冷疗患者优先使用。

【护考考点】

1. 床上擦浴的目的。
2. 床上擦浴的操作方法。
3. 床上擦浴的擦洗顺序。
4. 床上擦浴的注意事项。

【测试题】

扫码练习

【评价标准】

温水拭浴操作质量标准

项目	操作质量标准
评估	· 通过查看床头卡和腕带，认真查对床号、姓名、住院号 · 全面评估患者（病情、体温、意识、治疗、心理状态及合作程度，全身皮肤情况，肢体活动能力） · 评估患者对操作的认知情况，并充分告知患者 · 准确告知操作目的，患者能够充分理解并同意 · 准确解释操作方法、可能出现的不适及配合操作的方法，取得患者配合

重点·笔记

续表

项目	操作质量标准	
准备	·着装整齐，指甲修剪干净，洗手，戴口罩 ·环境满足操作需要，关闭门窗，拉床帘或屏风遮挡 ·物品准备齐全，放置合理 ·拭浴用的温水温度适宜	
实施	拭浴前准备	·再次查对患者，评估环境，关闭门窗、拉床帘，必要时协助患者排空尿便 ·洗手，戴口罩 ·协助患者取平卧位 ·置冰袋于头部，置热水袋于足底 ·脱去患者上衣方法正确，盖好盖被
	拭浴过程	·小毛巾缠绕方式正确，拧干适度 ·拭浴肢体下垫浴巾方法正确连贯 ·以离心方向轻拍擦拭，拭浴手法正确 ·拭浴双上肢顺序正确。右侧上肢：颈部外侧→肩部→上臂外侧→手背；侧胸→腋窝→上臂内侧→肘窝→前臂内侧→手心；左侧上肢：协助患者面向护士侧卧位，同法擦拭 ·拭浴肩背部顺序正确。保持侧卧位：颈下肩部→背部→臀部 ·更换小毛巾，用过的小毛巾置于治疗车下层 ·拭浴双下肢顺序正确。右侧下肢：大腿外侧→髂骨→下肢外侧→足背，大腿内侧→腹股沟→下肢内侧→内踝，臀下→大腿后侧→腘窝→小腿→足跟；左侧下肢：同法擦拭 ·用大浴巾擦干各肢体方法正确 ·拭浴过程中变换体位正确 ·更换干净衣裤方法正确 ·拭浴过程中在腋窝、肘窝、掌心、腹股沟、腘窝、足背稍作停留用力拍拭 ·拭浴过程中避开枕后、胸前区、腹部、足底 ·观察患者擦浴过程中的反应 ·时间要求：每侧肢体（四肢、肩背部）各至少 3 分钟，擦拭全过程 20 分钟以内完成

重点·笔记

续表

项目	操作质量标准	
实施	拭浴后整理	·撤去热水袋，保持舒适体位，整理床单位 ·测量患者脉搏 ·洗手，脱口罩 ·核对、记录，记录方法全面、正确 ·及时观察患者反应，能正确判断治疗效果（口述） ·用物处理恰当，脏衣物、小毛巾、大浴巾放置位置正确 ·拉开床帘，开窗 ·根据病情进行健康宣教
效果评价	·在规定时间内完成操作 ·操作熟练、流畅，动作轻柔，应变能力强 ·全程与患者沟通交流，富有真情实感 ·语言、动作符合专业规范 ·具备爱伤观念 ·严格遵守查对原则 ·注意人文关怀，沟通时面带微笑，称呼合适，用语亲切	

（方淇玉　黄玲玲）

第十三章　生命体征测量

【操作目的】

1. 判断体温、脉搏、呼吸、血压有无异常。
2. 动态监测生命体征的变化，间接评估病情。
3. 协助诊断，为预防、治疗、康复和护理提供依据。

【常用英文词汇】

radial artery 桡动脉　　cyanosis 发绀
calibrate 校准　　diastolic pressure 舒张压
systolic pressure 收缩压　　sphygmomanometer 血压计
stethoscope 听诊器　　centigrade 摄氏度
thermometer 体温计　　mercury 汞

【病例】

患者谢某，男性，24 岁。因“发热，反复咳嗽、咳痰 2 天”入院，诊断为上呼吸道感染。医嘱：测量生命体征，q.4h.。请根据医嘱完成操作。

【医嘱单】

长 期 医 嘱 单

姓名：[redacted]　性别：男　年龄：24 岁　科室：呼吸内科　住院号：[redacted]　床号：5 床

起始		医嘱内容	医生签名	护士签名	停止		医生签名	护士签名
日期	时间				日期	时间		
09-20	08：30	测量生命体征　q. 4h.	[redacted]	[redacted]				

【操作前准备】

1. 患者

查对：床号、姓名、腕带、床头卡。

评估：患者的年龄、病情、意识状态、治疗情况、心理状态

重点·笔记

（情绪稳定）、合作程度（愿意配合）及有无影响测量结果的情况。

·评估患者测温前 20~30 分钟有无运动、进食、冷热饮、冷热敷、洗澡、坐浴、灌肠等。

·测脉搏前需评估患者有无剧烈运动、紧张、恐惧、哭闹等。

·测呼吸时需要求患者保持自然呼吸状态，避免有剧烈运动、情绪激动等。

·测血压前有无吸烟、饮咖啡、运动、情绪变化等；并嘱患者排空膀胱。

解释：解释生命体征测量的目的、方法、注意事项及配合要点。

体位：体位舒适，方便操作。

2. 环境

室温适宜，光线充足，环境安静。

3. 护士准备

衣帽整洁，修剪指甲，洗手，戴口罩。

4. 用物准备

容器 2 个（1 个盛放已消毒的体温计，1 个用于盛放测温后的体温计）、血压计、听诊器、纱布 2 块、表（有秒针）、笔、记录本、快速手消毒液（图 13-1）。

测量前检查体温计无破损，水银柱在 35℃以下；检查血压计玻璃管无裂损，刻度清晰，加压气球和橡胶管无老化、漏气，袖带宽窄合适，水银充足、无断裂；检查听诊器橡胶管无老化、衔接紧密，听诊器传导正常。

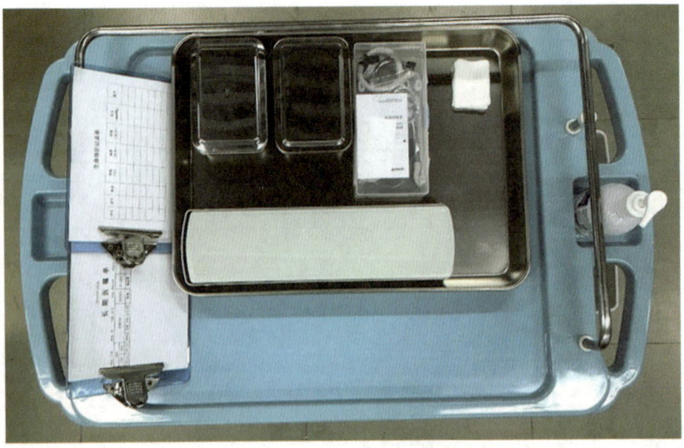

图 13-1 生命体征测量用物准备

【操作步骤】

重点·笔记

1. 查对

推车至床旁，查对患者床号、姓名、腕带、床头卡，再次解释说明，做好心理护理，以取得患者配合。

2. 洗手，戴口罩

按七步洗手法洗手，戴口罩。

3. 测体温

询问患者有无腋汗，嘱患者或协助患者擦干腋汗；将体温计水银端放在腋窝正中，紧贴皮肤，嘱患者屈臂过胸，夹紧体温计，计时（10 分钟后取出）。

4. 测脉搏

告知患者测量项目，嘱患者伸展手腕，保持安静；用示指、中指、无名指的指端按压在患者桡动脉上，计数（正常测 30 秒 ×2，脉搏异常者测 1 分钟）。

测量脉搏时需注意脉律、脉搏强弱等。

5. 测呼吸

将手放在患者的诊脉部位似诊脉状，眼睛观察患者胸部或腹部的起伏，计数（正常测 30 秒 ×2，呼吸异常或婴儿测 1 分钟）。

1. 女性以胸式呼吸为主，男性和儿童以腹式呼吸为主。
2. 观察呼吸频率、深度、节律、音响、形态及有无呼吸困难。

6. 测血压

（1）告知测量项目。

（2）体位：协助患者取坐位或平卧位，保持上臂（肱动脉）与心脏处于同一水平。

坐位：平第四肋；仰卧位：平腋中线。

（3）手臂：选择未测量体温的手臂，嘱患者肘部伸直，手掌向上，卷衣袖于合适位置，必要时脱袖。

（4）血压计：打开血压计、垂直放妥，打开水银槽开关。

避免水银柱倾倒。

（5）缠袖带：排空袖带内的空气，将袖带缠于上臂中部，下缘距离肘窝 2~3cm，松紧以可放入一指为宜（图 13-2，图 13-3）。

（6）听诊器：戴听诊器，触摸肱动脉搏动，将听诊器胸件放在肱动脉搏动明显处（图 13-4），一只手固定，另一只手握加压气球。

听诊器胸件不可塞在袖带内。

（7）充气：关闭气门，加压充气，充气到肱动脉搏动音消失后再升高 20~30mmHg。

充气不可过快、过猛。

重点·笔记

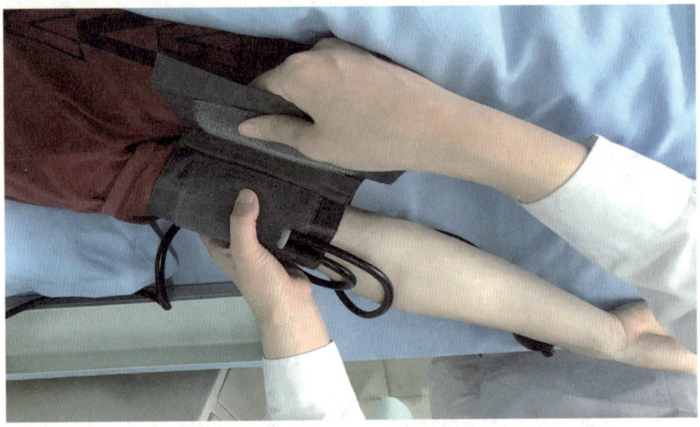

图 13-2　缠袖带

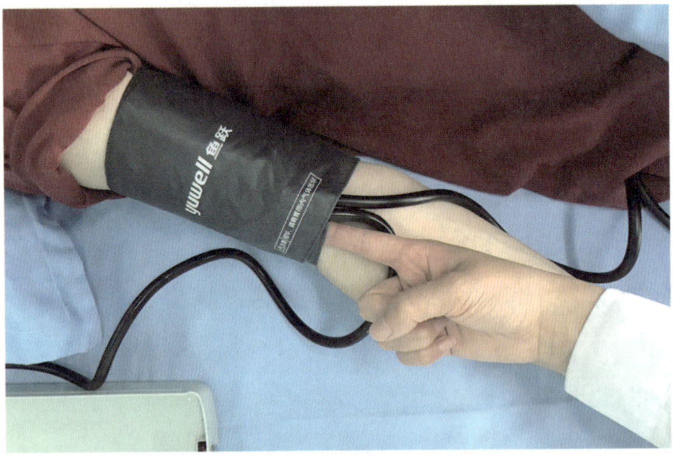

图 13-3　评估松紧度

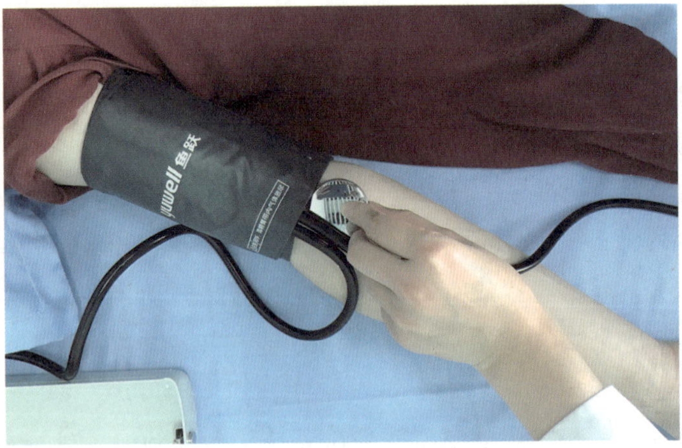

图 13-4　听诊器放置部位

（8）放气：轻轻打开气门，缓慢放气，速度约 4mmHg/ 秒，放气过程中听到的第一音为收缩压，减弱至消失音为舒张压。

（9）整理血压计：解下袖带，排尽袖带内余气；将血压计向右倾斜 45°（图 13-5），使汞全部进入汞槽后再关闭汞槽开关；整理袖带，关闭血压计。

重点·笔记

读数时视线须保持与水银柱弯月面在同一水平。

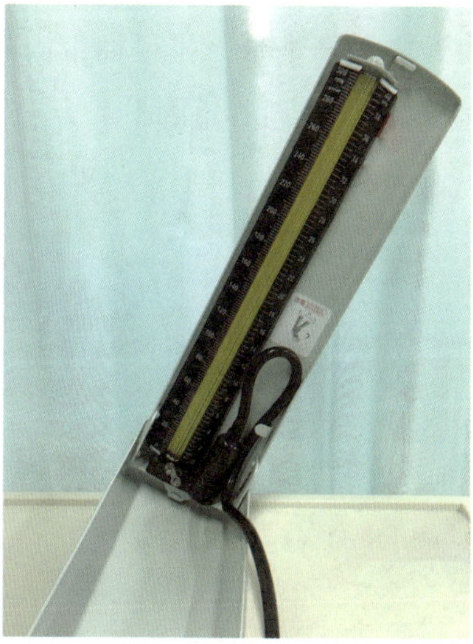

图 13-5　血压计倾斜 45°

（10）协助患者穿衣袖或放下衣袖。

7. 体温读数

10 分钟后，嘱患者或协助患者取出体温计，并用消毒纱布擦干，读数后将体温计甩至 35℃以下，放于消毒盒内。

8. 恢复体位，整理床单位

协助患者恢复体位，整理床单位。

9. 洗手，脱口罩，查对、记录

洗手，脱口罩；在记录本上记录体温、脉搏、呼吸、血压结果，并将结果告知患者。

10. 健康指导

实施健康宣教，感谢患者配合。

11. 整理用物

按要求规范整理用物。

12. 时间要求

生命体征测量要求 12 分钟内完成（从备物前洗手开始至推

重点·笔记

车离开）。

【注意事项】

1. 操作前充分评估患者的状态，避免存在影响测量值的因素。

2. 测量方法正确，测量值准确无误；如测量结果异常或与病情不符时，应重测。

3. 重测血压时应先松开袖带，排尽袖带内的空气，并将水银柱降至“0”刻度线，休息片刻后再测量。

4. 需持续测量血压的患者应做到“四定”：定时间、定部位、定体位、定血压计。

5. 脉搏短绌患者，应由 2 名护士同时测量，一人听心率（在心尖部听诊），另一人测脉率，由听心率者发出起始的指令，计时 1 分钟，记录方式为心率 / 脉率。

6. 危重患者呼吸微弱，可用少许棉花置于患者鼻孔前，观察棉花被吹动的次数，计时 1 分钟。

【知识拓展】

中国高血压临床实践指南（2024 年版）要点提示

根据 2024 年最新版《中国高血压临床实践指南》，我国成人高血压的诊断标准为收缩压＞ 140 mmHg 和（或）舒张压 >90 mmHg。收缩压 130~139 mmHg 和（或）舒张压 80~89 mmHg 的血压水平为高血压前期。

对于血压测量设备，《指南》推荐成人采用经过标准化方案验证的上臂式电子血压计测量血压，上臂围＞ 42cm 者可选择腕式电子血压计；推荐心房颤动（简称房颤）患者采用电子血压计测量血压。

【护考考点】

1. 腋温的正常范围。

2. 常见热型。

3. 体温异常的护理。

4. 体温的测量方法。

5. 异常脉搏的临床意义。

重点·笔记

6. 测量脉搏的方法。
7. 异常呼吸的观察。
8. 呼吸微弱及危重患者测呼吸的方法。
9. 血压的生理性变化因素。
10. 测量血压的注意事项。

【测试题】

扫码练习

【评价标准】

生命体征测量操作质量标准

项目	操作质量标准
评估	· 通过查看床头卡和手腕带，认真查对床号、姓名、住院号 · 全面评估患者（病情、意识、心理、合作程度） · 评估患者对操作的认知情况，并充分告知患者 · 告知操作目的准确，患者能够充分理解并同意 · 解释操作方法、可能出现的不适及配合操作的方法准确，取得患者配合 · 全面评估影响生命体征测量结果的因素
准备	· 着装整齐，指甲修剪干净 · 环境满足操作需要 · 洗手，戴口罩 · 用物齐全，放置合理 · 检查体温计，体温计甩至 35℃以下 · 检查血压计质量，玻璃管无裂损，刻度清晰 · 血压计加压气球和橡胶管无老化、漏气 · 根据患者年龄选择合适的袖带 · 水银充足、无断裂，水银柱在“0”刻度线下 · 检查听诊器橡胶管无老化、衔接紧密，听诊器传导正常

重点·笔记

续表

项目	操作质量标准
实施	·体位舒适，适合操作 ·体温计放置方法正确，患者夹体温计姿势合适 ·计时 ·测脉搏前告知患者测量项目，嘱患者保持安静 ·测量部位及手法正确 ·根据病情计数 30 秒至 1 分钟 ·测呼吸方法正确 ·测血压前告知测量项目，协助患者取坐位或卧位 ·嘱患者或协助患者卷袖至合适位置，且保持平整 ·袖带平整，位置正确，松紧符合要求 ·上臂、心脏与血压计在同一水平位 ·听诊器胸件放置位置合适 ·充气方法正确，快慢适宜 ·放气速度适中 ·读数方法正确 ·血压计整理妥当 ·体温测量时间符合要求 ·取出体温计，用纱布擦干
	·体温计读数方法正确 ·读数准确 ·甩体温计方法正确，放入消毒盒内 ·记录测量结果正确 ·整理患者、床单位 ·健康宣教具有针对性 ·用物整理规范
效果评价	·在规定时间内完成操作 ·测量结果准确 ·操作熟练、流畅，动作轻柔，应变能力强 ·全程与患者沟通交流，富有真情实感 ·语言、动作符合专业规范 ·具备爱伤观念 ·严格遵守查对原则 ·注意人文关怀，沟通时面带微笑，称呼合适，用语亲切

（张　琰）

重点·笔记

第十四章　鼻氧管给氧法

【操作目的】

1. 纠正各种原因造成的缺氧状态，提高动脉血氧分压（PaO_2）和动脉血氧饱和度（SaO_2），增加动脉血氧含量（CaO_2）。

2. 促进组织的新陈代谢，维持机体生命活动。

【常用英文词汇】

carbon dioxide 二氧化碳　　cyanosis 发绀、青紫
catheter 导管　　combustible 易燃的
dyspnea 呼吸困难　　hypoxia 组织缺氧
hypoxemia 血氧不足　　nasal cannula 输氧鼻管
nostril 鼻孔　　pneumonia 肺炎

【病例】

患者陈某，男性，65 岁。慢性阻塞性肺疾病病史 20 余年，2 天前因上呼吸道感染出现咳嗽、咳痰加重，气短。神志清楚，轻度紫绀，SpO_2 90%。医嘱：低流量吸氧，q.h.。请根据医嘱完成操作。

吸氧流量：
低流量：1~2L/min；
中流量：2~4L/min；
高流量：4~6L/min。

【医嘱单】

长 期 医 嘱 单

姓名：[redacted]　性别：男　年龄：65 岁　科室：呼吸内科　住院号：[redacted]　床号：15 床

起始		医嘱内容	医生签名	护士签名	执行时间	执行者签名
日期	时间					
09-20	08：30	低流量吸氧　q. h.	[redacted]	[redacted]		

【操作前准备】

1. 患者

查对：床号、姓名、腕带、床头卡。

重点·笔记

鼻腔异常情况：鼻中隔弯曲、鼻息肉等。

评估：患者的年龄、病情(基础疾病和有无高碳酸血症风险)、缺氧程度(查看口唇、甲床)、意识状态、治疗情况、心理状态(情绪稳定)、合作程度(愿意配合)、双侧鼻腔(有无分泌物堵塞及异常)、鼻通气、对氧疗及用氧安全的认知。

解释：解释吸氧的目的、方法、注意事项、可能出现的不适及配合要点。

体位：体位舒适，方便操作。

2. 环境

室温适宜、光线充足，环境安静、清洁，远离火源。

3. 装置

有中心供氧装置和流量表，功能完好。

4. 护士准备

衣帽整洁，修剪指甲，洗手，戴口罩。

5. 用物准备

1. 湿化瓶内装 1/3~1/2 灭菌注射用水。
2. 急性肺水肿用 20%~30% 乙醇。

（1）给氧备物：湿化瓶、无菌注射用水、通气导管、不锈钢治疗碗（内盛冷开水）、棉签、安尔碘、鼻氧管、笔、输氧卡、手电筒、不锈钢弯盘、快速手消毒液（图 14–1）。

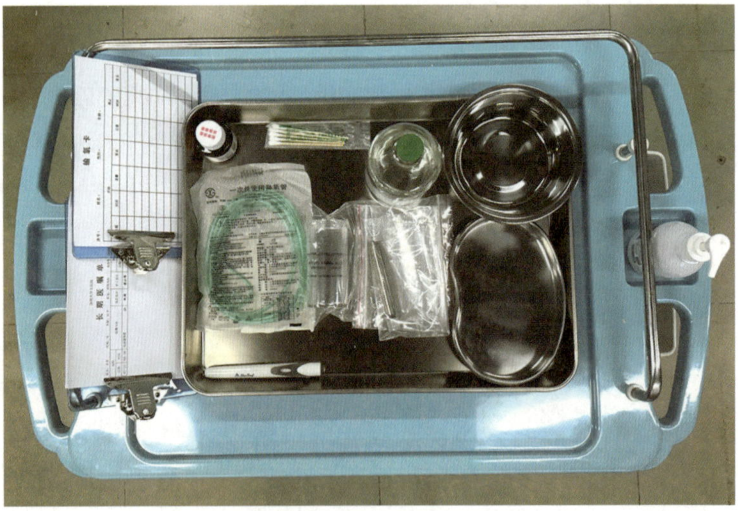

图 14–1　给氧用物准备

（2）停氧备物：纱布、不锈钢弯盘、快速手消毒液。

【操作步骤】

➡ 给氧

1. 查对

推车至床旁，查对患者床号、姓名、腕带、床头卡；再次解释说明，做好心理护理，以取得患者配合。

2. 洗手，戴口罩

按七步洗手法洗手，戴口罩。

3. 清洁检查鼻腔

棉签蘸取治疗碗内冷开水→湿润棉签→依次清洁双侧鼻腔并检查。

4. 安装通气管

将通气管安装到流量表上，避免污染。

5. 安装湿化瓶

将无菌注射用水倒入湿化瓶中，并将湿化瓶连上流量表。

6. 连接

将鼻氧管与流量表的出口相连接。

7. 调节氧流量

根据医嘱进行氧流量调节。

8. 湿润并检查鼻氧管

将鼻氧管前端垂直向下放入冷开水中湿润，并检查鼻氧管是否通畅。

9. 插管

将鼻氧管轻轻插入患者鼻腔 1cm。

10. 固定

将鼻氧管环绕患者耳后向下放置并调节松紧度。

11. 整理

整理床单位，询问患者是否不适；整理其他用物（按医疗废物处理原则）。

12. 洗手，脱口罩

按七步洗手法洗手，脱口罩。

13. 查对，记录

再次查对患者信息，在医嘱单和输氧卡上记录给氧时间、流

重点·笔记

按照无菌原则倾倒无菌注射用水。

给氧时应先调节氧流量，再将鼻氧管插入鼻腔。

重点 · 笔记

同时需在护理记录单上记录给氧时间、流量、患者反应，便于病情观察和对照。

评估氧疗效果，是否符合停氧指征。

卸下的通气管和湿化瓶放置在弯盘内。

量、签名，将输氧卡挂于患者床头。

14. 交代，感谢

嘱远离火源、禁吸烟、勿私自调节氧流量；感谢患者配合。

15. 时间要求

给氧操作要求 7 分钟内完成（从备物前洗手开始至推车离开）。

➡ 停氧

1. 查对，评估，解释

再次查对患者信息，评估氧疗效果，向患者做好解释。

2. 洗手，戴口罩

按七步洗手法洗手，戴口罩。

3. 拔管

取下鼻氧管→关闭流量表→将鼻氧管与流量表分离，弃至黄色医疗垃圾袋。

4. 整理

清洁患者，协助患者取舒适体位、整理床单位→卸下流量表、湿化瓶及通气导管→整理用物（按医疗废物处理原则）。

5. 洗手，脱口罩

按七步洗手法洗手，脱口罩。

6. 查对，记录

再次查对患者信息，在医嘱单和输氧卡上记录停氧时间、签名。

7. 健康指导

询问患者感受，健康宣教，感谢配合。

【注意事项】

1. 给氧前检查氧气装置有无漏气，是否通畅。

2. 使用氧气时，应先调节流量再插鼻氧管；中途如需调节氧流量，应先分离鼻氧管与流量表连接处，调节好后再接上；停氧时先取下鼻氧管，再关闭流量表开关。

3. 用氧过程中加强巡视，注意观察患者意识状态、心率、呼吸、发绀改善程度及氧疗并发症；观察鼻腔黏膜情况，黏膜干燥时宜使用水基润滑剂涂抹。

重点·笔记

4. 注意观察管路与患者的连接情况，管路破损、断裂和可见污染时应立即更换。

5. 氧疗时应告知患者、家属 / 陪护人员：氧疗过程中不能自行调节流量，如出现头痛、头晕、鼻黏膜干燥等情况要及时告知医护人员。

6. 如患者意识清楚，还应告知患者如何摘、戴氧疗装置，并告知移除氧疗装置的时机。

【知识拓展】

一种新的呼吸支持技术——经鼻高流量湿化氧疗（HFNC）

经鼻高流量湿化氧疗（HFNC）是一种通过鼻塞法给患者持续提供相对恒定的浓度（21％ ~100％）、温度（31℃ ~37℃）和湿度的高流量（8~80 L/min）氧气吸入治疗方法，具有很好的舒适性，对单纯低氧性呼吸衰竭（Ⅰ型呼吸衰竭）患者具有积极的治疗作用。这种治疗设备主要包括空氧混合装置、湿化治疗仪、高流量鼻塞以及连接呼吸管路。

【护考考点】

1. 发生氧中毒的原因。
2. 不同人群的吸氧方法。
3. 吸氧适应证。
4. 缺氧程度的判断。
5. 鼻导管给氧的方法及注意事项。
6. 氧流量与氧浓度换算。

【测试题】

扫码练习

重点·笔记

【评价标准】

鼻氧管给氧法操作质量标准

项目		操作质量标准
评估		·通过查看床头卡和手腕带，认真查对床号、姓名、住院号 ·全面评估患者（病情、意识、心理、合作程度、缺氧程度） ·评估患者对操作的认知情况，并充分告知患者 ·告知操作目的准确，患者能够充分理解并同意 ·解释操作方法、可能出现的不适及配合操作的方法准确，取得患者配合 ·用手电筒评估患者鼻腔情况
准备		·着装整齐、指甲修剪干净 ·环境满足操作需要 ·洗手，戴口罩 ·物品准备齐全，性能完好，放置合理
实施	给氧	·再次查对 ·洗手，戴口罩 ·依次清洁患者鼻腔，动作轻柔 ·安装通气管，避免污染 ·严格按照无菌原则将灭菌注射用水倒入湿化瓶内，符合容量要求 ·根据医嘱调节氧流量 ·鼻氧管润滑通畅 ·插入鼻氧管动作轻柔（注意沟通），以免损伤鼻腔黏膜 ·固定时动作轻柔，松紧适宜，美观，防止因导管太紧损伤皮肤 ·在医嘱单、输氧卡上记录氧流量、时间、姓名，记录准确、完整 ·输氧卡放置合适 ·交代注意事项全面 ·用物整理规范
	停氧	·重新查对患者信息 ·评估患者氧疗效果，符合停氧要求 ·解释停氧目的，使患者知情同意 ·停氧方法正确 ·操作后记录准确 ·用物整理规范 ·根据病情进行健康宣教

重点·笔记

续表

项目	操作质量标准
效果评价	·在规定时间内完成操作 ·操作熟练、流畅，动作轻柔，应变能力强 ·全程与患者沟通交流，富有真情实感 ·语言、动作符合专业规范 ·具备爱伤观念 ·符合查对原则、无菌原则 ·注意人文关怀，沟通时面带微笑，称呼合适，用语亲切

（张 琰）

重点·笔记

第十五章　经口吸痰法

【操作目的】

1. 清除呼吸道分泌物，保持呼吸道通畅。
2. 促进呼吸功能，改善肺通气。
3. 预防并发症发生。

【常用英文词汇】

secretion 分泌物
dyspnea 呼吸困难
pharynx 咽
oropharynx 口咽
oral cavity 口腔
suction catheter 吸引导管
suction 抽吸、吸
sputum 痰
tachypnea 呼吸急促
postural drainage 体位引流

【病例】

患者徐某，女性，71 岁，因“脑卒中”入院。体格检查：T 38.8℃，P 93 次 /min，R 19 次 /min，BP 146/90mmHg，意识不清，并有痰鸣音且无力咳出。医嘱：吸痰，P.r.n.。请根据医嘱完成操作。

【医嘱单】

长 期 医 嘱 单

姓名：[redacted]　性别：女　年龄：71 岁　科室：呼吸内科　住院号：[redacted]　床号：12 床

起始		医嘱内容	医生签名	护士签名	执行时间	执行者签名
日期	时间					
09-20	08：30	吸痰　P.r.n.	[redacted]	[redacted]		

【操作前准备】

1. 患者

查对：床号、姓名、腕带、床头卡。

评估：患者的年龄、病情、意识状态、治疗情况、心理状态（情绪稳定）、合作程度（愿意配合）、有无将呼吸道分泌物排出的能力、血氧饱和度情况；用手电筒检查患者口、鼻腔，取下活动性义齿。

解释：解释吸痰的目的、方法、注意事项、可能出现的不适及配合要点。

体位：体位舒适，方便操作。

2. 环境

室温适宜、光线充足，环境安静、清洁。

3. 装置

有中心负压装置，贮液瓶、连接管组装妥当。打开开关，检查吸引器性能，调节负压。

4. 护士准备

衣帽整洁，修剪指甲，洗手，戴口罩。

5. 用物准备

（1）用物：小治疗盘、无菌治疗碗 2 个、无菌生理盐水、无菌治疗巾 2 块、一次性无菌吸痰管 1 根、清洁纱布 1 块、安尔碘、棉签、不锈钢弯盘、手电筒、快速手消毒液；必要时备压舌板、开口器、舌钳等。

（2）备物：铺无菌盘，内放无菌治疗碗 2 个（分别为试吸碗和冲洗碗，碗内盛无菌生理盐水）、纱布、无菌治疗巾、一次性无菌吸痰管、医嘱单（图 15-1）。

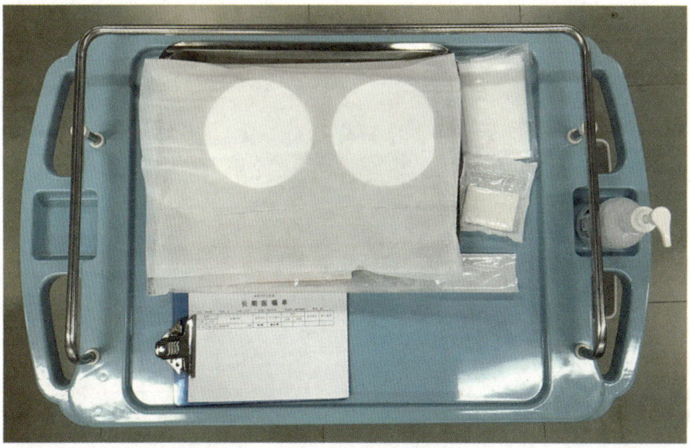

图 15-1　经口吸痰法用物准备

重点·笔记

1. 检查患者口、鼻腔黏膜情况，如经口吸痰有困难，可由鼻腔吸引。

2. 昏迷患者可用压舌板或开口器帮助张口。

调节负压：
成人：40.0~53.3kPa；
儿童：<40.0kPa。

严格遵守无菌原则。

重点·笔记

【操作步骤】

1. 查对

推车至床旁，查对患者床号、姓名、腕带、床头卡，再次解释说明，做好心理护理，以取得患者配合。

2. 调节体位

将患者头偏向一侧，面向操作者。

3. 调负压

打开负压装置，根据患者年龄调节负压至合适的强度。

4. 洗手，戴口罩

按七步洗手法洗手，戴口罩。

5. 准备无菌治疗盘

将无菌治疗盘移至床头桌，并打开治疗巾；同时将无菌治疗巾铺于患者颌下。

取吸痰管时避免污染吸痰管前端和无菌手套。

6. 连接吸痰管

7. 试吸

在试吸碗中试吸少量生理盐水检查吸痰管是否通畅，同时润滑导管前端。

8. 吸痰

左手持连接管与吸痰管连接处，开放吸痰管侧孔，右手持吸痰管前端（图 15-2）轻轻将吸痰管插入口咽部 10~15cm，关闭吸痰管侧孔，抽吸分泌物。

吸痰顺序：先吸口咽部再吸气管内分泌物；经人工气道吸痰先吸导管内，再吸口、鼻腔。

也可关闭侧孔，反折吸痰管末端。

1. 吸痰手法：左右搓动旋转吸痰管并向上提拉，每次抽吸时间＜15秒。

2. 吸痰时注意观察患者的反应，如面色、呼吸、心率、血压等；观察吸出液的色、质、量。

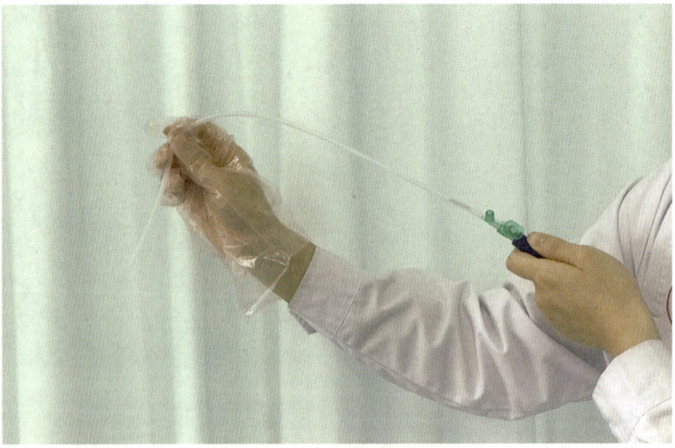

图 15-2 持吸痰管姿势

9. 冲管

吸痰完毕后将吸痰管放入冲洗碗中抽吸生理盐水冲管。

10. 整理

右手包裹吸痰管前端并将吸痰管缠绕握在手中。

11. 关闭负压，分离吸痰管

将连接管插入床头桌旁盛有消毒液的试管中，吸痰管与无菌手套弃入医用垃圾桶内，撤走颌下治疗巾。

12. 安置患者

擦净脸部分泌物，恢复体位，整理床单位。

13. 整理用物

外包装袋弃入黑色垃圾桶，无菌治疗盘移回治疗车上。

14. 洗手，脱口罩

按七步洗手法洗手，脱口罩。

15. 查对，记录

再次查对患者信息，在医嘱单上记录操作时间、签名，在护理记录单上记录痰液的量、颜色、黏稠度、气味及患者的反应等。

16. 询问、感谢

询问患者感受，感谢患者配合。

17. 健康宣教

告知患者及其家属呼吸道疾病的预防保健知识、有效将痰液咳出的方法等。

18. 时间要求

吸痰操作要求 10 分钟内完成（从备物前洗手开始至推车离开）。

【注意事项】

1. 吸痰前检查负压装置性能是否良好，连接是否正确。

2. 严格执行无菌操作，插管动作轻柔、准确、快速，每次吸痰应更换吸痰管。

3. 痰液黏稠时可配合叩击、雾化吸入等方法，提高吸痰效果。

4. 长期需要吸痰时，负压连接管 24 小时更换 1 次；贮液瓶内液体达 2/3 满时，应及时倾倒，避免损坏机器。

5. 吸痰过程中注意观察患者反应，如出现发绀、心率下降等缺氧症状时，应当立即停止吸痰操作；根据患者缺氧情况，可在吸痰前提高氧浓度；建议在吸痰前的 30~60 秒，向儿童和成人提供 100% 的氧气。

6. 插管时不可有负压，以免引起呼吸道黏膜损伤；如遇阻力不可粗暴盲插。

7. 插管深度：经口吸痰插入 10~15cm，经鼻吸痰插入 20~25cm，经气管插管吸痰插入 30~35cm。

【知识拓展】

人工气道内吸痰临床实践指南

成人和儿童需要吸痰的 3 项最佳指标：呼吸音、人工气道中可见的分泌物以及呼吸机流量波形上的锯齿模式。

吸痰负压：新生儿及儿童的吸痰负压为 120mmHg 以下，成人吸痰负压为 200mmHg 以下，且尽可能在有效清除分泌物的前提下设置较低的负压水平。

预充氧：对于成人和儿科患者，当预充氧 FiO_2 在高于基线 20% 的情况下无须增加到 100%。

【护考考点】

1. 吸痰的操作方法。
2. 吸痰的注意事项。

【测试题】

扫码练习

重点·笔记

【评价标准】

经口吸痰法操作质量标准

项目	操作质量标准
评估	·通过查看床头卡和手腕带，认真查对床号、姓名、住院号 ·全面评估患者（病情、意识、心理、合作程度、生命体征、血氧饱和度等） ·评估患者对操作的认知情况，并充分告知患者 ·准确告知操作目的，患者能够充分理解并同意
	·解释操作方法、可能出现的不适及配合操作的方法准确，取得患者配合 ·用手电筒评估患者口腔、鼻腔黏膜情况，适合操作
准备	·着装整齐，指甲修剪干净 ·环境满足操作需要 ·洗手，戴口罩 ·物品准备齐全，性能完好，放置合理
实施	·体位合适，方便操作及病情观察 ·无菌治疗巾放置位置合适 ·操作中避免污染无菌治疗盘 ·吸痰管通畅并润滑 ·取吸痰管方法正确，避免污染吸痰管和无菌手套 ·负压调节合适 ·持管方法规范 ·插管动作轻柔，无负压，以免引起呼吸道黏膜损伤 ·插管深度合适
	·吸痰手法规范，左右旋转向上提拉 ·吸痰时间符合要求 ·吸痰顺序规范 ·吸痰时注意观察病情及痰液情况 ·清醒患者询问其感受，评估吸痰效果 ·清理用物，放置合理 ·整理患者及床单位符合要求 ·健康宣教具有针对性 ·用物整理规范 ·记录完整

重点·笔记

续表

项目	操作质量标准
效果评价	· 在规定时间内完成操作 · 操作熟练、流畅，动作轻柔，应变能力强 · 全程与患者沟通交流，富有真情实感 · 语言、动作符合专业规范 · 具备爱伤观念 · 严格遵守查对原则、无菌原则 · 注意人文关怀，沟通时面带微笑，称呼合适，用语亲切

（张　琰）

重点·笔记

第十六章　鼻　饲　法

【操作目的】

对不能经口进食患者用鼻胃管供给食物和药物，以维持患者营养和治疗需要。

【常用英文词汇】

nasogastric gavage 鼻饲法　　tube feeding 管饲

enteral nutrition 胃肠内营养　　nasogastric tube 鼻胃管

liquid diets 流质饮食　　semi-liquid diets 半流质饮食

【病例】

患者蒋某，男性，64 岁。近日因琐事与他人发生争吵，情绪激动时突然跌倒，以“脑出血”收入院。

1. 患者目前意识清醒，生命体征平稳，但不能自主进食。医嘱：鼻饲管置管、留置胃管、鼻饲流食。请根据医嘱完成操作。

2. 经积极康复治疗，患者病情恢复良好，现可恢复自主进食。医嘱：拔胃管。请执行医嘱。

【医嘱单】

长期医嘱单

姓名：[redacted]　性别：男　年龄：64 岁　科室：神经内科　住院号：[redacted]　床号：5 床

起始		医嘱内容	医生签名	护士签名	停止		医生签名	护士签名
日期	时间				日期	时间		
09-20	08：30	留置胃管　q. d.	[redacted]	[redacted]				
09-20	08：30	鼻饲流食　q. 4h.	[redacted]	[redacted]				

临时医嘱单

姓名：[redacted]　性别：男　年龄：64 岁　科室：神经内科　住院号：[redacted]　床号：5 床

起始		医嘱内容	医生签名	护士签名	执行时间	执行者签名
日期	时间					
09-20	14：30	鼻饲管置管　St.	[redacted]	[redacted]		
10-20	17：00	拔胃管　St.	[redacted]	[redacted]		

【操作前准备】

1. 患者

查对：床号、姓名、腕带、床头卡。

评估：意识状态、鼻饲原因；检查鼻腔是否通畅，鼻黏膜有无充血、鼻中隔有无偏曲、有无鼻息肉，有无义齿；患者对鼻饲、流质饮食及注意事项的认知，合作程度。

解释：解释鼻饲的目的、可能出现的不适及操作中需要配合的方法。

2. 环境

环境清洁、无异味。

3. 护士准备

衣帽整洁，修剪指甲，洗手，戴口罩。

4. 用物准备

（1）评估用物：手电筒。

（2）插管及喂食用物：鼻饲包（内备治疗巾、弯盘、小治疗盘、棉签、手套、鼻胃管、石蜡油棉球、20mL 注射器、止血钳、镊子、纱布 2 块）、盛有鼻饲流食（经测量温度为 38℃ ~ 40℃）的杯子、盛有温开水（经测量温度为 38℃ ~ 40℃）的杯子、橡皮圈、别针、胶布、听诊器、水温计、胃管标识、压舌板、纱布、备用石蜡油或石蜡棉球（图 16-1）。

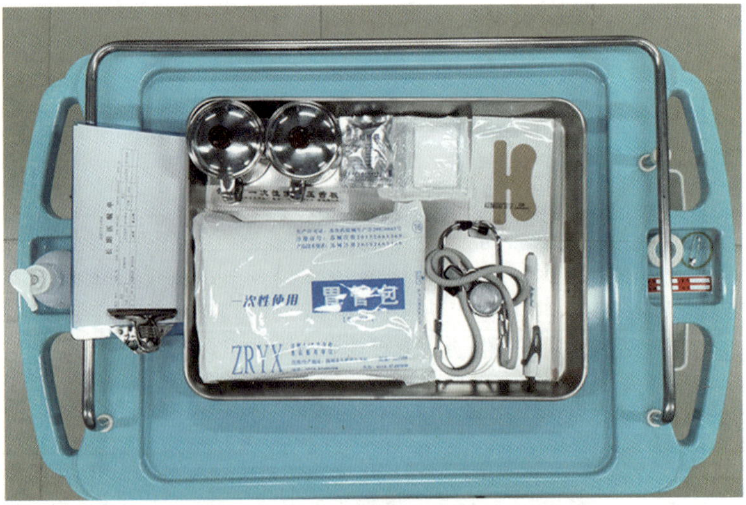

图 16-1　插管及喂食用物

重点·笔记

1. 使用手电筒照射鼻腔时，注意遮挡，防止直射患者眼球。

2. 有义齿者应取下义齿，防止脱落、误咽。

（3）拔管用物：一次性医用垫单、不锈钢弯盘、棉签、装有松节油的小药杯、一次性薄膜手套、纱布（图 16-2）。

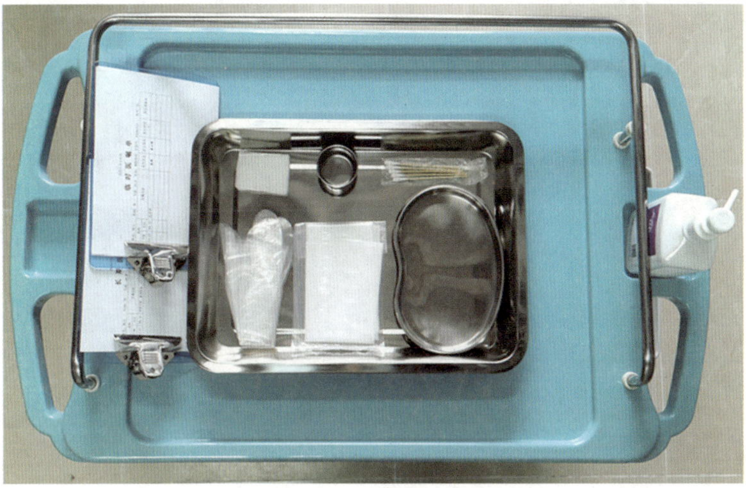

图 16-2　拔管用物

【操作步骤】

➡ 插管

1. 查对

查对床号、姓名、腕带、床头卡，向患者解释操作目的。

2. 安置卧位

协助患者取半卧位或坐位（昏迷患者取去枕平卧位，头后仰）。

3. 标记

标记剑突位置。

4. 洗手，戴口罩

按七步洗手法洗手，戴口罩。

5. 整理鼻饲包、清理鼻腔

（1）将鼻饲液、温开水移至床头桌，打开鼻饲包。

（2）取出鼻饲包内治疗巾，铺治疗巾，将弯盘置于患者口角旁。

（3）准备胶布、石蜡油，戴手套，整理用物（图 16-3）。

（4）用棉签清理患者鼻腔。

重点·笔记

1. 坐位有利于减轻咽反射，利于胃管插入。

2. 头后仰有利于昏迷患者胃管插入。

重点·笔记

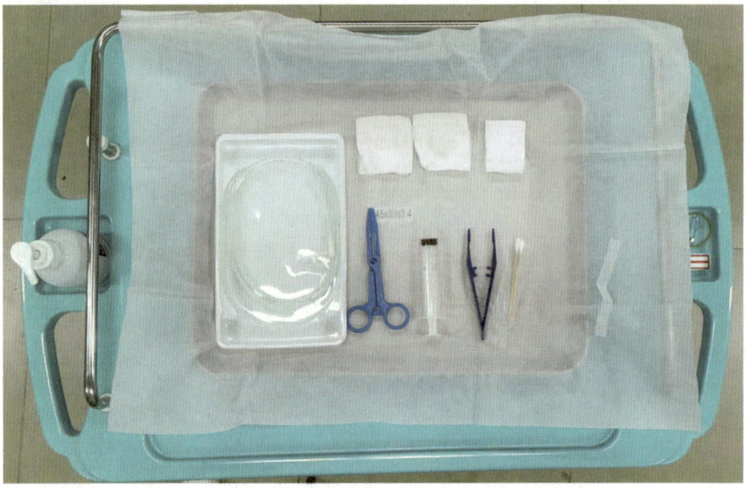

图 16-3　整理鼻饲包内物品

测量方法：发际到剑突，或由鼻尖经耳垂至胸骨剑突。一般成人为 45~55cm，小儿为 14~18cm。

6. 查胃管、量胃管、润胃管

（1）检查胃管是否通畅。

（2）测量胃管长度。

（3）润滑胃管前端。

插管动作轻柔，镊子尖端勿触碰患者鼻黏膜；注意询问患者感受，若插管中出现恶心、呕吐，可暂停插管，并嘱患者做深呼吸；若胃管误入气管，立即拔出；插入不畅时应检查口腔。

7. 插胃管

（1）嘱患者放松，一手持胃管，一手用镊子送管。

（2）插至 10~15cm 时，嘱患者吞咽（昏迷患者托起头部，下颌靠近胸骨柄），插管至预定长度。

8. 初步固定胃管

脱手套，胶布固定胃管于鼻翼。

胃管在胃内时，末端放入水中无气泡逸出；抽吸有胃液；能听到气过水声。

9. 确认胃管

（1）将胃管末端置于盛水的治疗碗中。

（2）抽吸胃液。

（3）听诊器放于患者胃部，注射器快速注入 10mL 空气，听气过水声（图 16-4）。

10. 固定胃管

关闭胃管末端接头，分别用胶布固定胃管于鼻翼、面颊。

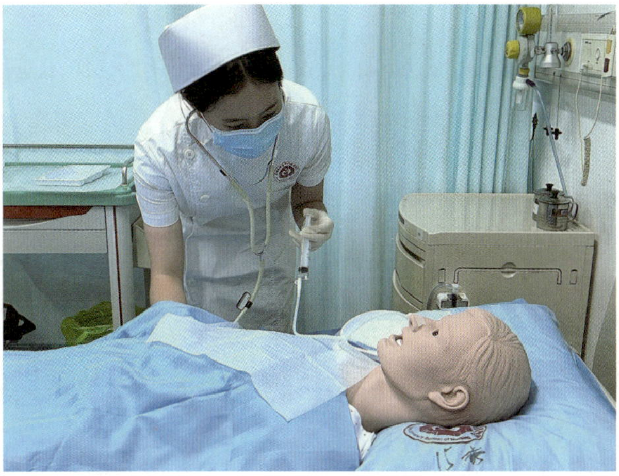

图 16-4 听气过水声

重点·笔记

➡ 喂食

1. 摆体位（昏迷患者）

枕头复位，将床头抬高 30°~45°，协助患者头偏向一侧。

有利于防止食物返流、引起误吸。

2. 灌注食物

（1）用纱布包裹胃管末端，先注入少量温开水。

（2）缓慢注入鼻饲液（图 16-5）。

（3）注入少量温开水冲管。

1. 每次灌注前应抽吸胃液以确定胃管在胃内、胃管通畅。

2. 每次注食后反折胃管末端，防止空气进入，引起腹胀。

3. 每日 4~6 次，每次 250~400mL，推注的速度不能快于 30mL/min。

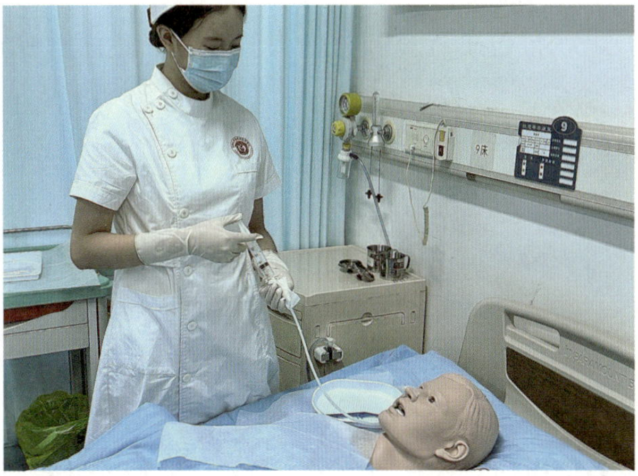

图 16-5 鼻饲喂食

3. 整理

（1）固定胃管末端：用纱布包好胃管末端、缠橡皮圈，撤弯盘、治疗巾，将胃管用别针固定在衣肩处，标记插管类别、时

重点·笔记

维持原卧位有利于防止呕吐。

1. 用于停止鼻饲或长期鼻饲需要更换胃管时。

2. 长期鼻饲应定期更换胃管，晚间拔管，次晨再从另一侧鼻孔插入。

边拔边用纱布擦胃管。到咽喉处快速拔出，以免管内残留液体滴入气管。

避免污染床单位，减少患者不良的视觉刺激。

间及长度。

（2）患者：整理床单位，询问患者感受，交代不要自行拔胃管，如果脱出及时呼叫，维持原卧位20~30分钟，感谢患者配合。

（3）处理用物。

（4）洗手，脱口罩。

（5）查对，记录

4. 时间要求

鼻饲插管和喂食操作要求15分钟内完成（从操作前洗手开始到操作结束）。

➡ 拔管

1. 查对，解释

查对患者信息，向患者解释操作目的，取得患者配合。

2. 洗手，戴口罩

按七步洗手法洗手，戴口罩。

3. 拔管前准备

取别针，铺治疗巾于患者颌下，放弯盘于患者口角旁，撕开胶布。

4. 拔管

（1）戴一次性薄膜手套。

（2）用纱布包裹近鼻孔处的胃管，嘱患者深呼吸，在呼气时拔管。

5. 整理

（1）处理使用过的胃管，脱手套。

（2）撤去弯盘、治疗巾，擦净患者口、面部，擦去胶布痕迹。

（3）协助患者取舒适体位、整理床单位，询问患者感受，感谢配合。

（4）其他用物处理：按医疗废物处理原则进行处理。

（5）洗手，脱口罩。

（6）查对，记录。

【注意事项】

1. 插管时动作要轻柔，避免损伤食管黏膜。

重点·笔记

2. 插入胃管10~15cm（咽喉部）时，若为清醒患者，嘱其做吞咽动作；若为昏迷患者，左手将其头部托起，使下颌靠近胸骨柄，以顺利插管。

3. 插入胃管过程中容易不慎误入气管，应密切观察患者是否出现呛咳、呼吸困难、发绀等。如误入气管，应立即拔出胃管，协助患者休息后再行插入。

4. 每次鼻饲前应证实胃管在胃内且通畅，并用少量温水冲管后再进行喂食，鼻饲完毕后再次注入少量温开水，防止鼻饲液凝结。

5. 鼻饲液的合适温度为38℃~40℃；新鲜果汁与奶液应分别注入，防止产生凝块；药片应研碎溶解后注入。

6. 食管梗阻的患者禁忌使用鼻饲法；食管静脉曲张为鼻饲法的相对禁忌证。

7. 长期鼻饲者应每天进行2次口腔护理，保持口腔清洁、湿润，预防口腔感染。

8. 长期鼻饲者应定期更换胃管，普通胃管每周更换1次，硅胶胃管每月更换1次。拔出旧胃管后，尽量从另一侧鼻腔插入新胃管。

9. 本节学习的分次推注法，主要用于经胃内喂养的非危重患者。优点是操作方便，费用低廉。缺点是较易引起恶心、呕吐、腹胀、腹泻等胃肠道症状。根据不同患者病情，还可选择间歇滴注或连续滴注法。

【知识拓展】

如何提高昏迷患者鼻饲置管成功率?

研究表明以下方法也可以提高昏迷患者的置管成功率，并降低误入气道的风险：①反向Sellick操作（reverse Sellick's maneuver）：在胃管置入过程中，将环状软骨前移，可打开食管上端开口，利于插管。②冷冻胃管：可增加胃管的硬度，避免胃管因过于柔软而发生卷曲、打结、盘旋。③其他：视频辅助胃管置入、气管插管引导、喉头抬高等方法也被证实有效。

重点·笔记

【护考考点】

1. 鼻饲的适应证和禁忌证。
2. 胃管插入长度、测量胃管长度的方法。
3. 胃管插入过程中异常状况的处理方法。
4. 为昏迷患者插入胃管的方法。
5. 证实胃管在胃内的方法。
6. 鼻饲液的灌注方法。
7. 长期鼻饲患者喂食量、间隔时间、胃管更换时间等注意事项。

【测试题】

扫码练习

【评价标准】

鼻饲法操作质量标准

项目	操作质量标准
评估	· 通过查看床头卡和腕带，认真查对床号、姓名、住院号 · 询问患者的感受，评估病情 · 评估患者对操作的认知情况 · 告知操作目的准确，患者能够充分理解并同意 · 解释操作方法、可能出现的不适及配合操作的方法准确，取得患者配合 · 检查鼻腔情况是否通畅，取下活动性义齿
准备	· 着装整齐，指甲修剪干净 · 环境满足操作需要 · 洗手，戴口罩 · 物品准备齐全，放置合理

续表

重点·笔记

<table>
<tr><th>项目</th><th colspan="2">操作质量标准</th></tr>
<tr><td rowspan="3">实施</td><td>插管</td><td>· 认真查对床号、姓名、腕带，向患者解释
· 正确安置卧位
· 洗手，戴口罩
· 不锈钢弯盘放置合理
· 戴手套，清理鼻腔正确
· 正确检查鼻胃管通畅性
· 正确测量鼻胃管长度
· 正确润滑鼻胃管
· 插管方法正确，动作轻柔
· 插管过程中关闭胃管末端
· 判断胃管是否在胃内方法正确
· 固定胃管妥当、美观</td></tr>
<tr><td>喂食</td><td>· 正确安置患者体位
· 灌注温开水、鼻饲液、温开水，顺序正确
· 喂食过程能及时反折胃管末端，防止空气进入
· 灌食后鼻胃管末端处理正确
· 交代注意事项全面
· 询问患者感觉、感谢患者合作
· 用物整理规范</td></tr>
<tr><td>拔管</td><td>· 用物准备齐全
· 认真查对床号、姓名、腕带，向患者解释
· 拔管方法正确
· 擦去胶布痕迹，擦净口鼻
· 患者体位舒适
· 用物整理规范
· 针对性健康教育</td></tr>
<tr><td>效果评价</td><td colspan="2">· 在规定时间内完成操作
· 操作熟练、流畅，动作轻柔，应变能力强
· 全程与患者沟通交流，富有真情实感
· 语言、动作符合专业规范
· 具备爱伤观念
· 严格遵守查对原则、无菌原则
· 注意人文关怀，沟通时面带微笑，称呼合适，用语亲切</td></tr>
</table>

（黄玲玲）

重点·笔记

第十七章　一次性导尿术

【操作目的】

1. 解除尿潴留：为尿潴留患者排出尿液，减轻痛苦。

2. 协助诊断：如测量膀胱容量、压力，检查残余尿，进行尿道和膀胱造影。

3. 协助治疗：为膀胱肿瘤患者进行膀胱内化疗。

【常用英文词汇】

catheterization 导尿术　　catheter 导尿管
urethra 尿道　　urinary meatus 尿道口
perineum 会阴　　labia majora 大阴唇
labia minora 小阴唇　　glans 阴茎头
dysuria 排尿困难　　urinary retention 尿潴留
bladder 膀胱　　urethral catheterization kit 导尿包
disinfect 消毒　　cotton ball 棉球
sterile drainage bag 集尿袋　　curved/kidney basin 弯盘
forceps 镊子

【病例】

患者纪某，女性，28岁。诊断为急性阑尾炎，今行硬膜外麻醉下阑尾切除术后6小时，诉“下腹胀痛，有尿意但排不出”。查体可见下腹部膨隆，扪及囊性包块，叩诊呈实音，轻压下腹感到疼痛，考虑尿潴留。护士采用诱导排尿、热敷等方式均未奏效。医生开具医嘱，予以一次性导尿，为患者引流出尿液，减轻痛苦。

【医嘱单】

临 时 医 嘱 单

姓名：[redacted]　　性别：女　　年龄：28 岁　　科室：消化内科　　住院号：[redacted]　　床号：3 床

起始		医嘱内容	医生签名	护士签名	执行时间	执行者签名
日期	时间					
12-22	15：30	导尿	[redacted]	[redacted]		

【操作前准备】

1. 患者

查对：床号、姓名、腕带、床头卡。

评估：患者的年龄、病情、意识状态、治疗情况、导尿原因、排尿情况、生活自理能力、合作程度、心理情况、膀胱充盈度、会阴部皮肤黏膜情况及清洁度、对一次性导尿术的认知。

解释：解释一次性导尿的目的、方法、注意事项、可能出现的不适及配合要点（操作前清洁会阴）。

体位：平卧位，确保舒适，方便操作。

2. 环境

环境安静、无菌（半小时内无人打扫、无扬尘），室温适宜，光线充足，注意隐秘性。

3. 护士准备

衣帽整洁，修剪指甲，洗手，戴口罩。

4. 用物准备

一次性导尿包（包含初次消毒、再次消毒和导尿用物）、无菌弯盘、一次性医用垫单、快速手消毒液（图 17-1）。

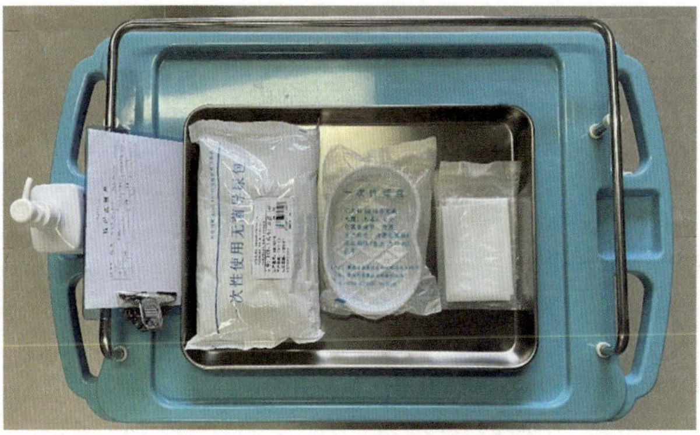

图 17-1　一次性导尿用物准备

重点·笔记

环境隐秘性：请无关人员到病房外等候，酌情关闭门窗，并拉好床帘。

重点·笔记

【操作步骤】

1. 查对

推车至床旁，查对患者床号、姓名、腕带、床头卡，是否已清洗会阴。

2. 保护患者

拉好床帘及床挡，保护患者隐私及安全。

3. 安置卧位

脱患者对侧裤腿盖于近侧腿（酌情加盖浴巾），对侧腿盖被；协助患者安置体位（平卧屈膝、双腿外展），以暴露外阴，并将一次性医用垫单垫于臀下（图 17–2）。

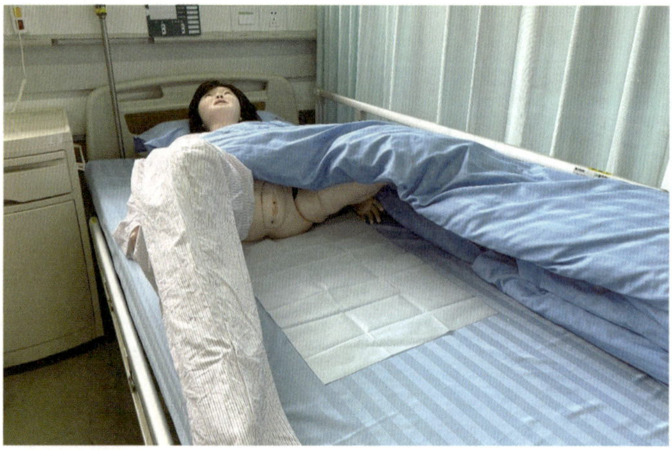

图 17–2　导尿患者体位

4. 洗手，戴口罩

按七步洗手法洗手，戴口罩。

5. 初次消毒前准备

检查并打开一次性导尿包，取出初次消毒包（导尿外包）移至患者两腿之间；打开初次消毒包，将消毒液棉球倒入小方盘内（避免浸湿纱布）；检查并打开无菌弯盘，并移至会阴部旁；左手戴手套（图 17–3）。

1. 每个棉球限用 1 次。
2. 初次消毒顺序：
女性：由外向内，由上而下；
男性：自阴茎根部至尿道口。

6. 初次消毒

女性：阴阜→对侧大阴唇→近侧大阴唇→（左手垫纱布分开大阴唇）对侧小阴唇→近侧小阴唇→尿道口 2 次→尿道口至肛门。

男性：阴阜→阴茎背面→对侧阴茎侧面→近侧阴茎侧面→（左手用纱布裹住阴茎提起）阴茎腹侧至对侧阴囊→阴茎腹侧至近侧阴囊→（用纱布包住阴茎将包皮向后推）尿道口至冠状沟 3 次。

注意：污染棉球置于弯盘内（避免跨越干净消毒液棉球）。

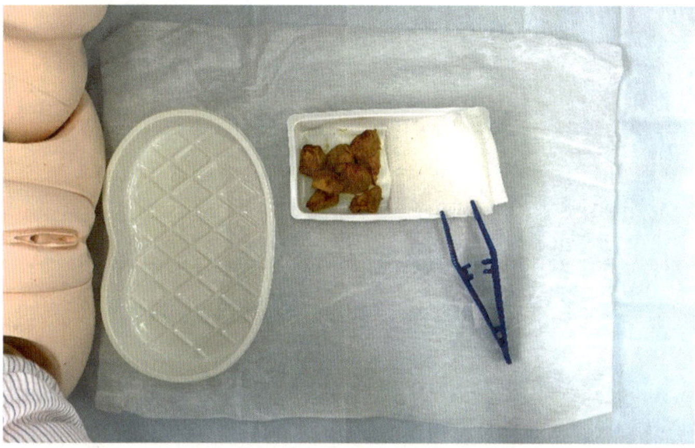

图 17-3　初次消毒用物

7. 清理初次消毒用物

消毒完毕后，将弯盘移至床尾，其他污物弃入医用垃圾桶内，脱手套并洗手。

8. 打开导尿包备物

（1）开包：将导尿包（导尿内包）置于患者两腿之间，按无菌操作原则打开（嘱患者勿动，避免污染无菌导尿包）。

（2）戴无菌手套：取、戴无菌手套。

（3）铺孔巾：取出孔巾，将孔巾铺在患者外阴处，暴露会阴并遮盖肛门（避免跨越无菌区）。

（4）准备用物（图 17-4）：①整理区分再次消毒物品及导尿用物。②准备再次消毒用物，将消毒液棉球、消毒用镊子及 1 块纱布置于弯盘内，并将弯盘移至患者会阴部旁。③准备导尿用物，检查集尿袋性能及开关，将集尿袋的引流管与导尿管连接；用润滑棉球润滑导尿管前段，将导尿管置于方盘内。

9. 再次消毒

女性：用纱布分开并固定小阴唇，消毒尿道口→对侧小阴唇→近侧小阴唇→尿道口。

男性：纱布包阴茎，往后推包皮，暴露冠状沟，再次消毒尿

重点·笔记

打开导尿包前务必洗手。

无菌巾切勿碰触床尾丢弃污物的弯盘。

无菌物品切勿出无菌区，避免污染。

1. 每个棉球限用 1 次。
2. 再次消毒顺序：
女性：内→外→内，自上而下；男性：由内向外。
3. 避免污染已消毒部位。
4. 消毒尿道口时稍停留片刻，充分发挥消毒液的消毒效果。

重点·笔记

道口至冠状沟3次。

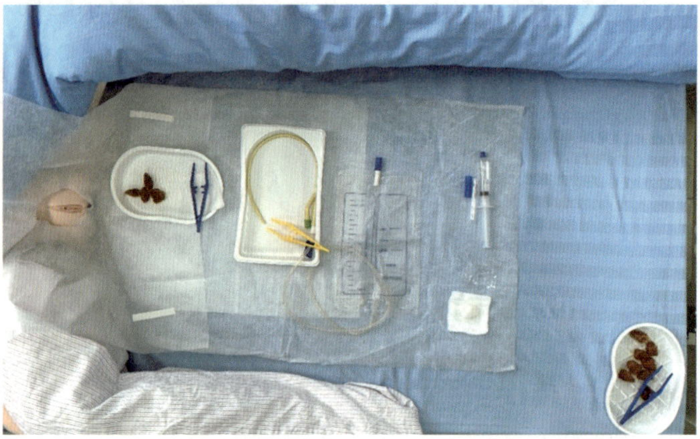

图 17-4 准备再次消毒用物及导尿用物

注意：污染棉球、镊子和弯盘弃至床尾弯盘内，避免跨越无菌区域；左手保持固定不动。

10. 插管

（1）插管方法：将方盘置于孔巾口旁，嘱咐患者张口呼吸，用另一镊子持导尿管对准尿道口轻轻插入尿道。

（2）插管深度：

女性：插管3~5cm，见尿液后再插入5~7cm。

男性：左手持无菌纱布将阴茎提起，使之与腹壁呈60°（使耻骨前弯消失，利于插管），插管至导尿管Y形处。

（3）扶持固定：松开固定小阴唇/阴茎的手，下移固定导尿管（图17-5）。

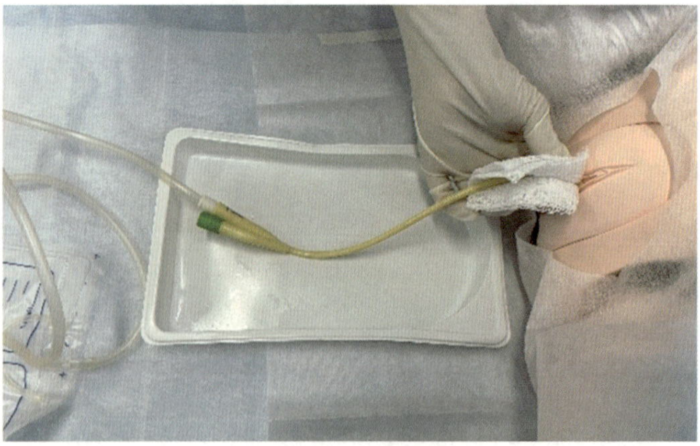

图 17-5 扶持尿管

重点·笔记

1. 注意观察患者的反应并询问感受。

2. 观察尿液颜色、性状及量。

3. 膀胱高度膨胀且极度虚弱的患者，首次放尿不能超过1000mL。

注意及时遮盖，保护患者隐私。

11. 导尿

将尿液引流至集尿袋内至合适量。

12. 拔出导尿管

嘱患者放松，深呼吸，轻轻拔出导尿管，擦拭尿道口及外阴（男性患者需将包皮复位，避免包皮嵌顿）。

13. 整理用物

放出管内余尿于集尿袋中，夹闭集尿袋引流管；撤下孔巾，清理导尿用物及垫巾于医用垃圾桶内，脱下手套，洗手；协助患者穿好裤子，取舒适体位，整理床单位。

14. 洗手，脱口罩

按七步洗手法洗手，脱口罩。

15. 查对，记录

再次查对患者信息，在医嘱单记录医嘱执行时间并签名。

16. 交代感谢

询问患者感受，安抚患者；根据病情进行健康宣教；感谢患者配合。

17. 时间要求

一次性导尿操作要求15分钟内完成（从备物开始至插管后脱手套洗手）。

【注意事项】

1. 严格执行查对制度和无菌技术操作原则。

2. 注意保护患者隐私，适当保暖，防止患者着凉。

3. 为女性患者导尿时，避免误入阴道；如误入阴道，应更换导尿管，再重新插管。

4. 男性尿道有三个狭窄，切勿用力过快过猛而损伤尿道黏膜。

5. 导尿过程中，注意观察尿液颜色、性状及量，关注患者反应并询问感受。

6. 对膀胱高度膨胀且极度虚弱的患者，首次放尿不得超过1000mL，以防止虚脱和血尿（大量放尿可使腹腔内压急剧下降，血液大量滞留于腹腔内，导致血压下降；同时由于膀胱内压突然降低，导致膀胱黏膜急剧充血、发生血尿）。

重点·笔记

【知识拓展】

间歇导尿在神经源性膀胱中的应用

神经源性膀胱是指机体膀胱、尿道功能因控制排尿功能的神经受损而出现障碍，导致患者难以自主控制排尿反射行为。临床上应及时采取康复护理措施来保护神经源性膀胱患者的肾脏功能。而间歇导尿作为一种管理患者膀胱功能的有效手段，是协助患者排空膀胱的首选措施。间歇导尿的核心是指在患者有需求时再将导尿管插入膀胱，直至排空膀胱尿液后拔除导管，使膀胱的扩张与收缩呈现周期性，促使其生理状态接近正常水平，常见应用方式有无菌间歇性导尿术、清洁间歇性导尿术和无接触性导尿术。研究及实践显示，相对留置导尿，间歇导尿能降低感染、膀胱输尿管反流、肾积水和尿路结石的发生率，同时在减少残余尿量、改善膀胱容量、促进膀胱压力恢复上具有优势。

【护考考点】

1. 对尿潴留的判断。
2. 导尿的环境要求。
3. 导尿时患者体位。
4. 导尿消毒的顺序。
5. 导尿置管的长度。
6. 首次放尿的容量要求及原因。

【测试题】

扫码练习

【评价标准】

一次性导尿操作质量标准

项目	操作质量标准	
评估	·通过查看床头卡和腕带，认真查对床号、姓名、住院号 ·全面评估患者（病情、意识、心理、合作程度、导尿原因、排尿情况、膀胱充盈度等） ·评估患者对操作的认知情况，并充分告知患者 ·准确告知操作目的，患者能够充分理解并同意 ·解释操作方法、可能出现的不适及配合操作的方法准确，取得患者配合	
准备	·着装整齐，指甲修剪干净 ·环境满足操作需要 ·洗手，戴口罩 ·物品准备齐全，性能完好，放置合理	
实施	消毒	·再次查对 ·洗手，戴口罩 ·向患者解释，遮挡患者，保护隐私 ·协助患者脱下裤子，取正确体位（屈膝平卧，双腿外展），臀下垫巾，注意保暖 ·开导尿包前洗手 ·开导尿外包，取出消毒棉球、镊子、纱布，放置妥当 ·移弯盘至患者会阴旁，位置合适 ·戴手套符合要求，未戴错手 ·消毒外阴、尿道口手法、顺序正确，范围符合要求（清洗消毒彻底） ·夹取棉球方式正确 ·将弯盘撤至床尾，位置合理 ·清理初次消毒用物正确，脱手套，洗手 ·移导尿内包位置合适，开包方法正确 ·戴无菌手套符合规范 ·铺孔巾方法正确，与无菌巾内层连成无菌区，避免跨越及污染无菌区 ·检查、润滑导尿管符合要求 ·检查并连接集尿袋 ·物品放置合理，未出无菌区 ·分开小阴唇或扶阴茎方法正确 ·消毒规范，顺序正确，弃棉球方法正确 ·再次消毒后，分开小阴唇或扶阴茎手不松开

重点·笔记

续表

项目		操作质量标准
实施	插管	·持导尿管方法正确 ·告知插管，嘱患者放松，指导张口呼吸 ·插管方法及部位正确 ·插管深度合适 ·插管后及时扶持固定导尿管
	导尿	·尿液引流量合适 ·注意关注患者反应及询问感受 ·注意观察尿液颜色、性状及量
	拔管撤物	·嘱患者深呼吸，拔管方法正确 ·协助男性患者将包皮复位 ·撤污物合理 ·及时遮盖，协助患者穿好裤子，整理床单位 ·交代注意事项，感谢患者配合 ·根据病情进行健康教育 ·医嘱记录完整
效果评价	·在规定时间内完成操作 ·操作熟练、流畅，动作轻柔，应变能力强 ·全程与患者沟通交流，富有真情实感 ·语言、动作符合专业规范 ·具备爱伤观念 ·严格遵守查对原则、无菌原则 ·注意人文关怀，沟通时面带微笑，称呼合适，用语亲切	

（李希琳）

重点·笔记

第十八章　留取尿标本

【操作目的】

留取未受污染的尿标本进行尿液检查，如细菌培养、尿常规。

【常用英文词汇】

urine specimen 尿标本　　bacteria culture 细菌培养
sterile test tube 无菌试管　　frequent micturition 尿频
urgent micturition 尿急

【病例】

患者赵某，女性，26 岁。因“尿频、尿急、尿痛 3 天”就诊，患者主诉寒战，查体：T 38.9℃，P 102 次 / 分，R 20 次 / 分，BP 112/76mmHg。医生开具医嘱，给予尿培养细菌学检查，请你根据医嘱为该患者留取尿标本。

【医嘱单】

临 时 医 嘱 单

姓名：[redacted]　性别：女　年龄：26 岁　科室：肾内科　住院号：[redacted]　床号：12 床

起始		医嘱内容	医生签名	护士签名	执行时间	执行者签名
日期	时间					
05-15	8：30	导尿	[redacted]	[redacted]		
05-15	8：30	细菌尿液培养	[redacted]	[redacted]		

【操作前准备】

1. 患者

查对：床号、姓名、腕带、床头卡。

评估：患者的年龄、病情、意识状态、治疗情况、导尿原因、排尿情况、生活自理能力、合作程度、心理情况、膀胱充盈度、会阴部皮肤黏膜情况及清洁度、对留取尿标本的认知。

解释：解释留取尿标本的目的、方法、注意事项、可能出现的不适及配合要点（操作前清洁会阴）。

体位：平卧位，确保舒适，方便操作。

2. 环境

环境安静、无菌（半小时内无人打扫，无扬尘），室温适宜，光线充足，注意隐秘性。

3. 护士准备

衣帽整洁，修剪指甲，洗手，戴口罩。

4. 用物准备

一次性导尿包（包含初次消毒、再次消毒和导尿用物）、无菌弯盘、一次性医用垫单、快速手消毒液、试管架（图 18–1）。

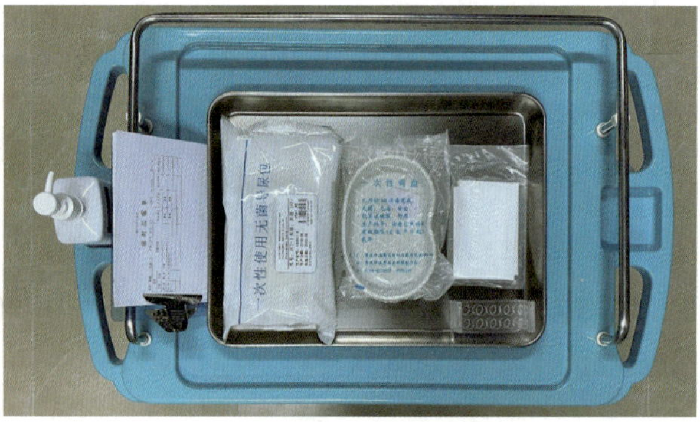

图 18–1　留取尿标本用物准备

【操作步骤】

1. 查对

推车至床旁，查对患者床号、姓名、腕带、床头卡，是否已清洗会阴。

2. 保护患者

拉好床帘及床挡，保护患者隐私及安全。

3. 安置卧位

脱患者对侧裤腿盖于近侧腿（酌情加盖浴巾），对侧腿盖被；协助患者安置体位（平卧屈膝、双腿外展），以暴露外阴，并将一次性医用垫单垫于臀下。

4. 洗手，戴口罩

按七步洗手法洗手，戴口罩。

5. **初次消毒前准备**

检查并打开一次性导尿包，取出初次消毒包（导尿外包）移至患者两腿之间；打开初次消毒包，将消毒液棉球倒入小方盘内（避免浸湿纱布）；检查并打开无菌弯盘，并移至会阴部旁；左手戴手套。

6. **初次消毒**

女性：阴阜→对侧大阴唇→近侧大阴唇→（左手垫纱布分开大阴唇）对侧小阴唇→近侧小阴唇→尿道口 2 次→尿道口至肛门。

男性：阴阜→阴茎背面→对侧阴茎侧面→近侧阴茎侧面→（左手用纱布裹住阴茎提起）阴茎腹侧至对侧阴囊→阴茎腹侧至近侧阴囊→（用纱布包住阴茎将包皮向后推）尿道口至冠状沟 3 次。

注意：污染棉球置于弯盘内（避免跨越干净消毒液棉球）。

7. **清理初次消毒用物**

消毒完毕后，将弯盘移至床尾，其他污物放入医用垃圾桶内，脱手套并洗手。

8. **打开导尿包备物**

（1）开包：将导尿包（导尿内包）置于患者两腿之间，按无菌操作原则打开（嘱患者勿动，避免污染无菌导尿包）。

（2）戴无菌手套：取、戴无菌手套。

（3）铺孔巾：将孔巾铺在患者外阴处，暴露会阴并遮盖肛门（避免跨越无菌区）。

（4）准备用物（图 18-2）：①整理区分再次消毒物品及导尿用物。②准备再次消毒用物，将消毒液棉球、消毒用镊子及 1 块纱布置于弯盘内，并将弯盘移至患者会阴部旁。③准备导尿用物，备好无菌试管及试管盖，用润滑棉球润滑导尿管前段，将导尿管置于方盘内。

9. **再次消毒**

女性：用纱布分开并固定小阴唇，消毒尿道口→对侧小阴唇→近侧小阴唇→尿道口。

男性：纱布包阴茎，往后推包皮，暴露冠状沟，再次消毒尿道口至冠状沟 3 次。

注意：污染棉球、镊子和弯盘弃至床尾弯盘内，避免跨越无菌区；左手保持固定不动。

重点·笔记

1. 每个棉球限用 1 次。
2. 初次消毒顺序：
女性：由外向内，由上而下；
男性：自阴茎根部至尿道口。

打开导尿包前务必洗手。

无菌巾切勿碰触床尾丢弃污物的弯盘。

无菌物品切勿出无菌区，避免污染。

1. 每个棉球限用 1 次。
2. 再次消毒顺序：
女性：内→外→内，自上而下；男性：由内向外。
3. 避免污染已消毒部位。
4. 消毒尿道口时稍停留片刻，充分发挥消毒液的消毒效果。

重点·笔记

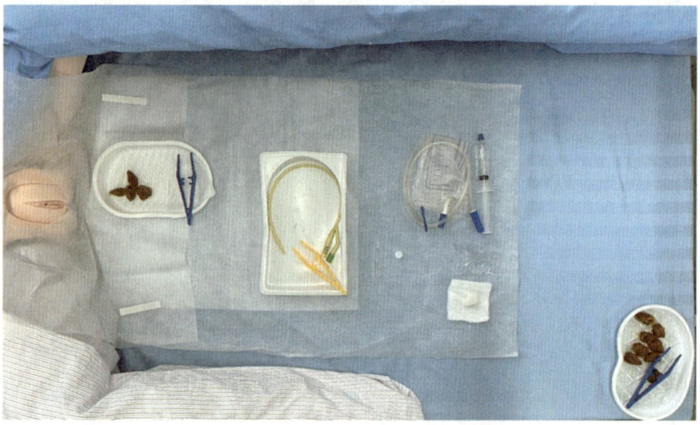

图 18-2　准备再次消毒用物及导尿用物

10. **插管**

（1）插管方法：将方盘置于孔巾口旁，嘱患者张口呼吸，用另一镊子持导尿管对准尿道口轻轻插入尿道。

（2）插管深度：

女性：插管 3~5cm，见尿液后再插入 5~7cm。

男性：左手持无菌纱布将阴茎提起，使之与腹壁呈 60°（使耻骨前弯消失，利于插管），插管至导尿管 Y 形处。

（3）扶持固定：松开固定小阴唇 / 阴茎的手，下移固定导尿管。

11. **留取尿标本**

注意避免污染尿标本。

固定导尿管的手折住导尿管尾端，另一手取无菌试管，放中段尿 5mL 于无菌试管中，盖上试管盖，并将试管放于标本架上（图 18-3）。

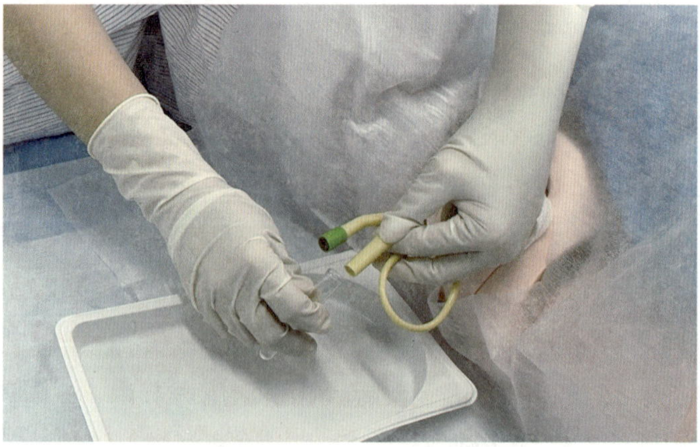

图 18-3　留取尿标本

重点·笔记

12. 拔出导尿管

右手折住导尿管末端，嘱患者放松，深呼吸，轻轻拔出导尿管，擦拭尿道口及外阴（男性患者需将包皮复位，避免包皮嵌顿）。

13. 整理用物

放出管内余尿于弯盘中，将导尿管放入弯盘，弃弯盘及导尿管于医用垃圾桶内；撤下孔巾，清理导尿用物及垫巾于医用垃圾桶内，脱下手套，洗手；协助患者穿好裤子，取舒适体位，整理床单位。

注意及时遮盖，保护患者隐私。

14. 洗手，脱口罩

按七步洗手法洗手，脱口罩。

15. 查对，记录

再次查对患者信息，在医嘱单记录医嘱执行时间并签名。

16. 交代感谢

询问患者感受，安抚患者；根据病情进行健康宣教；感谢患者配合。

17. 时间要求

留取尿标本操作要求 15 分钟内完成（从备物开始至插管后脱手套洗手）。

【注意事项】

1. 严格执行查对制度和无菌技术操作原则。
2. 注意保护患者隐私，适当保暖，防止患者着凉。
3. 为女性患者导尿时，避免误入阴道；如误入阴道，应更换导尿管，再重新插管。
4. 男性尿道有三个狭窄，切勿用力过快过猛而损伤尿道黏膜。
5. 留取尿标本时，应注意避免碰洒及污染。

【知识拓展】

尿路感染的尿标本采集

尿路感染是指各种病原体入侵泌尿系统引起的疾病，患者常出现尿频、尿急、尿痛等膀胱刺激征，可有肉眼脓尿或血尿、耻骨上区不适和腰骶部疼痛等表现。根据国家卫健委 2024 年 5 月最新发布的《尿液标本临床微生物实验室检验操作指南》，其标本采集指征为出现上述症状或尿液检验结果提示尿路感染，如白细胞酯酶异常、亚硝酸盐阳性等，或不明原因发热、留置导尿管患者出现发热等情况，建议采集尿液标本送检尿培养。送检尿培养同时需进行尿液常规检验，考虑合并系统感染时宜同时采集血培养。同时，指南提出，尿标本宜采集晨尿，嘱患者睡前少喝水或不喝水，尿液在膀胱内尽量潴留 4 小时以上，可降低假阴性率。如患者使用抗菌药物，应在使用抗菌药物前采集。

【护考考点】

1. 膀胱刺激征的临床表现。
2. 正确留取尿标本的方法。

【测试题】

扫码练习

【评价标准】

留取尿标本操作质量标准

项目	操作质量标准
评估	· 通过查看床头卡和腕带，认真查对床号、姓名、住院号 · 全面评估患者（病情、意识、心理、合作程度、导尿原因、排尿情况、膀胱充盈度等） · 评估患者对操作的认知情况，并充分告知患者 · 准确告知操作目的，患者能够充分理解并同意 · 解释操作方法、可能出现的不适及配合操作的方法准确，取得患者配合
准备	· 着装整齐，指甲修剪干净 · 环境满足操作需要 · 洗手，戴口罩 · 物品准备齐全，性能完好，放置合理

重点·笔记

续表

项目	操作质量标准	
实施	消毒	· 再次查对 · 洗手，戴口罩 · 向患者解释，遮挡患者，保护隐私 · 协助患者脱下裤子，取正确体位（屈膝平卧，双腿外展），臀下垫巾，注意保暖 · 开导尿包前洗手 · 开导尿外包，取出消毒棉球、镊子、纱布，放置妥当 · 移弯盘至患者会阴旁，位置合适 · 戴手套符合要求，未戴错手 · 消毒外阴、尿道口手法、顺序正确，范围符合要求（清洗消毒彻底） · 夹取棉球方式正确 · 将弯盘撤至床尾，位置合理 · 清理初次消毒用物，脱手套，洗手 · 移导尿内包位置合适，开包方法正确 · 戴无菌手套符合规范 · 铺孔巾方法正确，与无菌巾内层连成无菌区，避免跨越及污染无菌区 · 检查、润滑导尿管符合要求 · 物品放置合理，未出无菌区 · 分开小阴唇或扶阴茎方法正确 · 消毒规范，顺序正确，弃棉球方法正确 · 再次消毒后，分开小阴唇或扶阴茎手不松开
	插管	· 持导尿管方法正确 · 告知插管，嘱患者放松，指导张口呼吸 · 插管方法及部位正确 · 插管深度合适 · 插管后及时扶持固定导尿管
	留取标本	· 留取尿标本方法正确，未被污染 · 留取尿标本量合适 · 标本放置正确
	拔管撤物	· 嘱患者深呼吸，拔管方法正确 · 协助男性患者将包皮复位 · 撤污物合理 · 及时遮盖，协助患者穿好裤子，整理床单位 · 交代注意事项，感谢患者合作 · 根据病情进行健康教育 · 医嘱记录完整

重点·笔记

续表

项目	操作质量标准
效果评价	· 在规定时间内完成操作 · 操作熟练、流畅，动作轻柔，应变能力强 · 全程与患者沟通交流，富有真情实感 · 语言、动作符合专业规范 · 具备爱伤观念 · 严格遵守查对原则、无菌原则 · 注意人文关怀，沟通时面带微笑，称呼合适，用语亲切

（李希琳）

重点·笔记

第十九章　留置导尿术

【操作目的】

1. 术前准备：为盆腔内器官手术做准备，以便排空膀胱，避免术中误伤。

2. 术后治疗护理：某些泌尿系统疾病术后留置尿管，利于引流和冲洗。

3. 保持干燥：为昏迷、尿失禁或会阴部损伤患者留置导尿管，保持局部清洁、干燥。

4. 观察病情：测量每小时尿量和尿比重，观察休克或危重患者的肾功能。

5. 康复训练：为尿失禁的患者进行膀胱功能训练。

【常用英文词汇】

retention catheterization 留置导尿术

balloon of catheter 尿管球囊

bladder functional training 膀胱功能训练

urinary incontinence 尿失禁

perineal hygiene 会阴护理

【病例】

患者孙某，女性，35 岁，诊断为“子宫肌瘤”，定于今晨在硬膜外麻醉下行子宫肌瘤切除术。术前医生开具医嘱，予以留置导尿。请你根据医嘱为该患者留置导尿管。

【医嘱单】

临 时 医 嘱 单

姓名：[redacted]　　性别：女　　年龄：35 岁　　科室：妇科　　住院号：[redacted]　　床号：20 床

起始		医嘱内容	医生签名	护士签名	执行时间	执行者签名
日期	时间					
04-15	8：30	导尿	[redacted]	[redacted]		
04-18	9：30	拔除尿管	[redacted]	[redacted]		

重点 · 笔记

长期医嘱单

姓名：[redacted]　性别：女　年龄：35 岁　科室：妇科　住院号：[redacted]　床号：20 床

起始		医嘱内容	医生签名	护士签名	停止		医生签名	护士签名
日期	时间				日期	时间		
04-15	08：30	留置尿管　q.d.	[redacted]	[redacted]				

【操作前准备】

1. 患者

查对：床号、姓名、腕带、床头卡。

评估：患者的年龄、病情、意识状态、治疗情况、导尿原因、排尿情况、生活自理能力、合作程度、心理情况、膀胱充盈度、会阴部皮肤黏膜情况及清洁度、对留置导尿的认知。

解释：解释留置导尿的目的、方法、注意事项、可能出现的不适及配合要点（操作前清洁会阴）。

体位：平卧位，确保舒适，方便操作。

2. 环境

环境安静、无菌（半小时内无人打扫，无扬尘），室温适宜，光线充足，注意隐秘性。

3. 护士准备

衣帽整洁，修剪指甲，洗手，戴口罩。

4. 用物准备

（1）留置导尿备物：一次性导尿包（包含初次消毒、再次消毒和导尿用物）、无菌弯盘、一次性医用垫单、快速手消毒液、胶布、别针、尿管标识（图 19-1）。

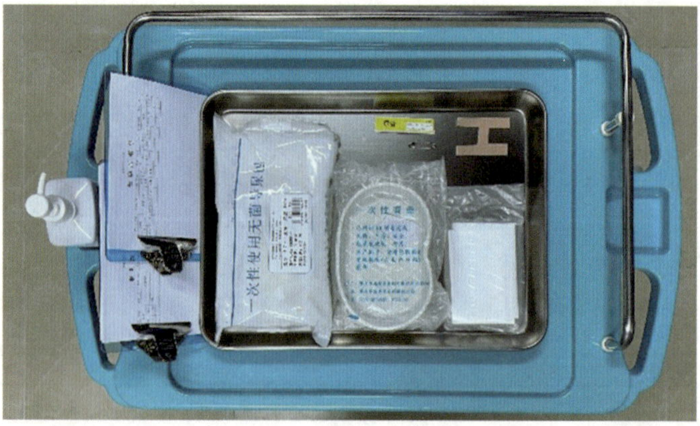

图 19-1　留置导尿用物准备

（2）拔管备物：不锈钢弯盘、纱布 2 块、一次性橡胶手套、注射器（10mL）、一次性医用垫单。

【操作步骤】

留置导尿

1. 查对

推车至床旁，查对患者床号、姓名、腕带、床头卡，是否已清洗会阴。

2. 保护患者

拉好床帘及床挡，保护患者隐私及安全。

3. 安置卧位

脱患者对侧裤腿盖于近侧腿（酌情加盖浴巾），对侧腿盖被；协助患者安置体位（平卧屈膝、双腿外展），以暴露外阴，并将一次性医用垫单垫于臀下。

4. 洗手，戴口罩

按七步洗手法洗手，戴口罩。

5. 初次消毒前准备

检查并打开一次性导尿包，取出初次消毒包（导尿外包）移至患者两腿之间；打开初次消毒包，将消毒液棉球倒入小方盘内（避免浸湿纱布）；检查并打开一次性弯盘，并移至会阴部旁；左手戴手套。

6. 初次消毒

女性：阴阜→对侧大阴唇→近侧大阴唇→（左手垫纱布分开大阴唇）对侧小阴唇→近侧小阴唇→尿道口 2 次→尿道口至肛门；

男性：阴阜→阴茎背面→对侧阴茎侧面→近侧阴茎侧面→（左手用纱布裹住阴茎提起）阴茎腹侧至对侧阴囊→阴茎腹侧至近侧阴囊→（用纱布包住阴茎将包皮向后推）尿道口至冠状沟 3 次。

注意：污染棉球置于弯盘内（避免跨越干净消毒液棉球）。

7. 清理初次消毒用物

消毒完毕后，将弯盘移至床尾，其他污物弃入医用垃圾桶内，脱手套并洗手。

8. 打开导尿包备物

（1）开包：将导尿包（导尿内包）置于患者两腿之间，按

重点·笔记

1. 每个棉球限用 1 次。

2. 初次消毒顺序：女性：由外向内，由上而下；男性：自阴茎根部至尿道口。

打开导尿包前务必洗手。

无菌巾切勿碰触床尾丢弃污物的弯盘。

重点·笔记

无菌操作原则打开（嘱患者勿动，避免污染无菌导尿包）。

（2）戴无菌手套：取、戴无菌手套。

（3）铺孔巾：取出孔巾，将孔巾铺在患者外阴处，暴露会阴并遮盖肛门（避免跨越无菌区）。

（4）准备用物（图19-2）：①整理区分再次消毒物品及导尿用物。②准备再次消毒用物，将消毒液棉球、消毒用镊子及1块纱布置于弯盘内，并将弯盘移至患者会阴部旁。③准备导尿用物，检查导尿管及球囊性能；用润滑棉球润滑导尿管前段；检查集尿袋性能及开关，将集尿袋的引流管与导尿管连接；将导尿管置于方盘内。

无菌物品切勿出无菌区，避免污染。

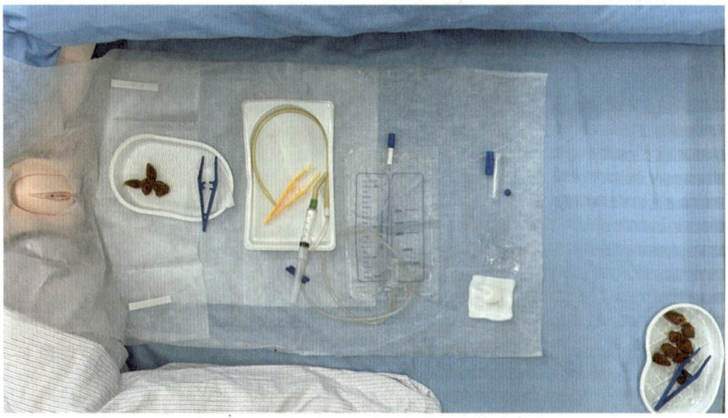

图19-2　准备再次消毒用物及导尿用物

9. **再次消毒**

女性：用纱布分开并固定小阴唇，消毒尿道口→对侧小阴唇→近侧小阴唇→尿道口。

男性：纱布包阴茎，往后推包皮，暴露冠状沟，再次消毒尿道口至冠状沟3次。

注意：污染棉球、镊子和弯盘弃至床尾弯盘内，避免跨越无菌区；左手保持固定不动。

1. 每个棉球限用1次。
2. 再次消毒顺序：女性：内→外→内，自上而下；男性：由内向外。
3. 避免污染已消毒部位。
4. 消毒尿道口时稍停留片刻，充分发挥消毒液的消毒效果。

10. **插管**

（1）插管方法：将方盘置于孔巾口旁，嘱咐患者张口呼吸，用另一镊子持导尿管对准尿道口轻轻插入尿道。

（2）插管深度：

女性：插管3~5cm，见尿液后再插入5~7cm。

男性：左手持无菌纱布将阴茎提起，使之与腹壁呈60°（使

注意观察患者的反应并询问感受。

耻骨前弯消失，利于插管），插管至导尿管 Y 形处。

（3）扶持固定：松开固定小阴唇 / 阴茎的手，下移固定导尿管（图 19–3）。

11. 内固定

连接注射器，根据导尿管上注明的球囊容积向球囊注入等量的无菌溶液（图 19–3）；轻拉导尿管，若有阻力证实导尿管固定于膀胱内；再将导尿管回送少许（男性患者需将包皮复位）。

重点·笔记

注意避免过度牵拉，防止膨胀球囊卡在尿道内口，导致黏膜组织损伤。

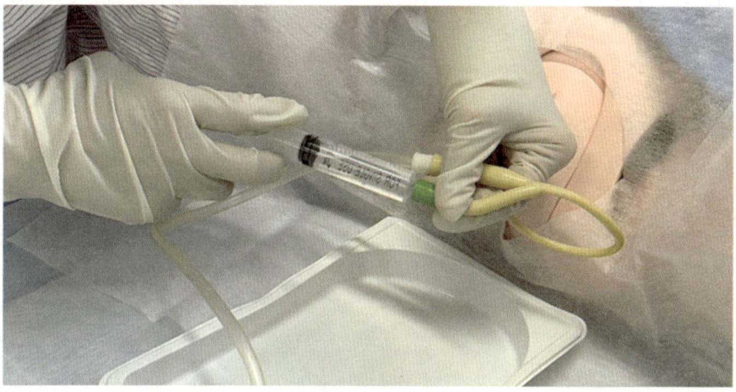

图 19–3　内固定

12. 整理用物

夹闭集尿袋引流管，将导尿管和集尿袋穿过孔巾，清理导尿用物及垫巾于医用垃圾桶内；脱手套并洗手。

13. 外固定

将导尿管用胶布固定于大腿内侧（图 19–4）。

14. 标识导尿管

标识导管名称、置管日期和时间、签名，并将标识粘贴于导尿管分叉处球囊腔上端（图 19–4）。

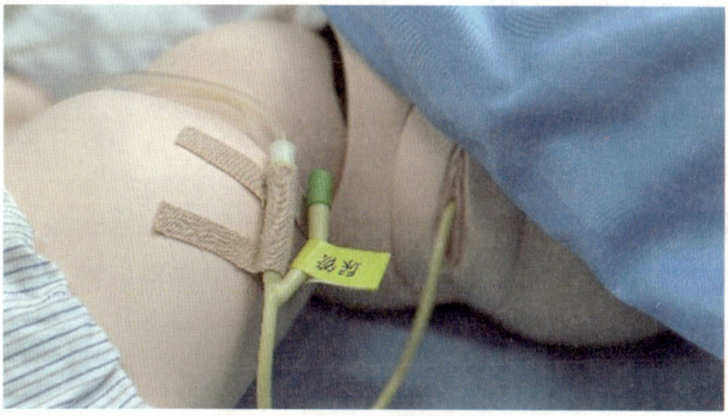

图 19–4　外固定与导管标识

重点·笔记

1. 集尿袋应低于膀胱水平。

2. 注意及时遮盖，保护患者隐私。

15. 固定集尿袋

集尿袋固定于床旁，根据需要打开或夹闭集尿袋的引流管。

16. 整理

（1）协助患者穿好裤子，取舒适体位，整理床单位。

（2）洗手，脱口罩。

17. 查对，记录

再次查对患者信息，在医嘱单记录医嘱执行时间并签名。

18. 交代感谢

询问患者感受，安抚患者，注意事项（勿脱、勿折、勿压、勿高、多饮）；根据病情进行健康宣教，感谢患者配合。

19. 时间要求

留置导尿操作要求18分钟内完成（从备物开始至插管后脱手套洗手）。

➡ 拔管

1. 查对，评估

病情、排尿及尿液情况、是否符合拔出导尿管指征并解释。

2. 保护患者

拉好床帘及床挡，保护患者隐私及安全。

3. 安置卧位

协助患者脱下裤子，取屈膝平卧位（同导尿置管），并将无菌治疗巾垫于臀下。

4. 准备

洗手、戴口罩和手套。

5. 拔管

将集尿袋放置于垫巾上，移弯盘、纱布和注射器于会阴旁，撕开胶布；用注射器抽出导尿管球囊内的液体；嘱患者放松，深呼吸，轻轻拔出导尿管，擦拭尿道口及外阴。

6. 整理用物及床单位

放出管内余尿于集尿袋中，夹闭集尿袋引流管；整理用物弃于医用垃圾桶内；脱下手套，洗手；协助患者穿好裤子，取舒适体位，整理床单位；脱下口罩。

7. 查对，记录

再次查对患者信息，在医嘱单记录医嘱执行时间并签名。

重点·笔记

8. **交代感谢**

询问患者感受；根据病情进行健康宣教；感谢患者配合。

【注意事项】

1. 严格执行查对制度和无菌技术操作原则。

2. 注意保护患者隐私，适当保暖，防止患者着凉。

3. 为女性患者导尿时，避免误入阴道；如误入阴道，应更换导尿管，再重新插管。

4. 男性尿道有三个狭窄，切勿用力过快过猛而损伤尿道黏膜。

5. 导尿过程中，注意观察尿液颜色、性状及量，关注患者反应并询问感受。

6. 对膀胱高度膨胀且极度虚弱的患者，首次导尿不得超过1000mL，防止虚脱和血尿（大量导尿可使腹腔内压急剧下降，血液大量滞留于腹腔内，导致血压下降；同时由于膀胱内压突然降低，导致膀胱黏膜急剧充血、发生血尿）。

7. 固定导尿管时，注意不能过度牵拉，防止膨胀的球囊卡在尿道内口，压迫膀胱壁或尿道，导致黏膜组织的损伤。

8. 做好防止泌尿系统逆行感染的措施：每日尿道口清洁护理1~2 次；按照导尿包说明定期更换导尿管及集尿袋。

9. 注意患者主诉并观察尿液情况，发现尿液浑浊、沉淀、有结晶时，应及时处理。

10. 向患者及家属做好健康教育：①摄取足够水分及适当活动对预防泌尿道感染和结石的重要性。②保持引流通畅，避免导尿管受压、扭曲。③翻身及下床活动时，应妥善固定导尿管，集尿袋不得超过膀胱高度并避免挤压，防止尿液反流，导致感染的发生。

【知识拓展】

严格掌握留置导尿的适应证

尿路感染是留置导尿最常见的并发症，为院内感染首位，其中约 80% 的院内尿路感染与导尿管有关。因此在临床实践中，应严格掌握留置导尿的适应证，避免不必要的留置导尿。根据《中国泌尿外科和男科疾病诊断治疗指南》（2022 年版）中“留置导尿护理指南”，留置导尿的适应证如下：

（1）急、慢性尿潴留或膀胱颈梗阻的患者：药物治疗无效而又无外科治疗指征，需要暂时缓解或者长期引流的尿潴留。

重点·笔记

（2）难治性尿失禁：经过一定时间的排尿行为干预和药物治疗仍无效的尿失禁、有开放性骶骨或会阴部伤口。

（3）患者不能控制排尿：意识障碍的患者、改善临终关怀患者的舒适度。

（4）需要长时间卧床的患者：如潜在的不稳定性胸腰椎骨折、多发伤如骨盆骨折。

（5）外科围手术期：手术时间＞2小时、盆腔手术、术中可能会大量输液或使用利尿药的患者。

（6）需要精确监测尿量：需要及时或频繁监测尿量时，如危重患者或者术中需要监测尿量。

（7）其他：如需要实施膀胱冲洗的患者。

【护考考点】

1. 留置导尿术的目的。
2. 留置导尿术的插管深度。
3. 留置尿管后的护理措施。

【测试题】

扫码练习

【评价标准】

留置导尿术操作质量标准

<table>
<tr><th>项目</th><th colspan="3">操作质量标准</th></tr>
<tr><td>评估</td><td colspan="3">·通过查看床头卡和腕带，认真查对床号、姓名、住院号
·全面评估患者（病情、意识、心理、合作程度、导尿原因、排尿情况、膀胱充盈度等）
·评估患者对操作的认知情况，并充分告知患者
·准确告知操作目的，患者能够充分理解并同意
·解释操作方法、可能出现的不适及配合操作的方法准确，取得患者配合</td></tr>
<tr><td>准备</td><td colspan="3">·着装整齐，指甲修剪干净
·环境满足操作需要
·洗手，戴口罩
·物品准备齐全，性能完好，放置合理</td></tr>
<tr><td>实施</td><td>留置尿管</td><td>消毒</td><td>·再次查对
·洗手，戴口罩
·向患者解释，遮挡患者，保护隐私
·协助患者脱下裤子，取正确体位（屈膝平卧，双腿外展），臀下垫巾，注意保暖
·开导尿包前洗手
·开导尿外包，取出消毒棉球、镊子、纱布，放置妥当
·移弯盘至患者会阴旁，位置合适
·戴手套符合要求，未戴错手
·消毒外阴、尿道口手法、顺序正确，范围符合要求（清洗消毒彻底）
·夹取棉球方式正确
·将弯盘撤至床尾，位置合理
·清理初次消毒用物，脱手套，洗手
·移导尿内包位置合适，开包方法正确
·戴无菌手套符合规范
·铺孔巾方法正确，与无菌巾内层连成无菌区，避免跨越及污染无菌区
·检查、润滑导尿管符合要求
·检查并连接集尿袋
·物品放置合理，未出无菌区
·分开小阴唇或扶阴茎方法正确
·消毒规范，顺序正确，弃棉球方法正确
·再次消毒后，分开小阴唇或扶阴茎手不松开</td></tr>
</table>

重点·笔记

续表

项目	操作质量标准		
实施	留置尿管	插管	·持导尿管方法正确 ·告知插管，嘱患者放松，指导张口呼吸 ·插管方法及部位正确 ·插管深度合适 ·插管后及时扶持固定导尿管
		固定	·内固定方法正确，避免过度牵拉 ·将导尿管用胶布固定于大腿内侧（外固定）方法正确 ·妥善固定集尿袋于床旁，低于膀胱水平
		标识	·正确标识导管名称、置管日期和时间、签名 ·导管标识粘贴位置正确
		撤物整理	·撤污物合理 ·及时遮盖，协助患者穿好裤子，整理床单位 ·交代注意事项，感谢患者合作 ·根据病情进行健康教育 ·医嘱记录完整
	拔管撤物	·重新查对和评估患者 ·解释拔除尿管的目的 ·备物齐全 ·协助患者取正确体位 ·嘱患者深呼吸，拔管方法正确 ·撤污物合理 ·及时遮盖，协助患者穿好裤子，整理床单位 ·根据病情进行健康教育 ·医嘱记录完整	
效果评价	·在规定时间内完成操作 ·操作熟练、流畅，动作轻柔，应变能力强 ·全程与患者沟通交流，富有真情实感 ·语言、动作符合专业规范 ·具备爱伤观念 ·严格遵守查对原则、无菌原则 ·注意人文关怀，沟通时面带微笑，称呼合适，用语亲切		

（李希琳）

重点·笔记

第二十章　大量不保留灌肠

【操作目的】

1. 解除便秘、肠胀气，减轻腹胀。
2. 清洁灌肠，为肠道手术、检查或分娩做准备。
3. 减轻中毒，稀释并清除肠道内的有害物质，减轻中毒。
4. 降低温度，灌入低温液体，为高热患者降温。

【常用英文词汇】

large-volume non-retention enema 大量不保留灌肠

anus 肛门
buttocks 臀部
rectum 直肠
rectal tubing 肛管
enema solution 灌肠液
enema bag 灌肠袋
lubricate 润滑
bath thermometer 水温计
normal saline 生理盐水
soap solution 肥皂水
sunstroke 中暑
typhoid patient 伤寒患者
constipation 便秘

【病例】

患者纪某，男性，58 岁，以“间断腹痛 10 天”主诉入院，入院诊断：腹痛待查。医嘱给予药物对症治疗，完善相关检查。为明确诊断拟行“肠镜检查”，协助患者服用清肠药后效果不佳，现医嘱予以大量不保留灌肠。请你根据医嘱为该患者进行清洁灌肠。

【医嘱单】

临 时 医 嘱 单

姓名：[redacted]　　性别：男　　年龄：58 岁　　科室：消化科　　住院号：[redacted]　　床号：35 床

起始		医嘱内容	医生签名	护士签名	执行时间	执行者签名
日期	时间					
11-15	8：30	氯化钠注射液(0.9%)500ml 灌肠　St.	[redacted]	[redacted]		

重点·笔记

1. 常用溶液：0.1%~0.2%的肥皂液、生理盐水。

2. 肝性脑病患者禁用肥皂水灌肠，以减少氨的产生和吸收；充血性心力衰竭和水钠潴留患者禁用生理盐水灌肠。

【操作前准备】

1. 患者

查对：床号、姓名、腕带、床头卡。

评估：患者的年龄、疾病诊断、治疗情况、病情(腹痛、腹胀排便情况)、躯体活动能力、意识状态、心理情况、对大量不保留灌肠的认知及配合能力。

解释：解释大量不保留灌肠的目的、方法、注意事项、可能出现的不适及配合要点。

2. 环境

准备输液架，环境安静、整洁，室温适宜，光线充足，注意隐秘性。

3. 护士准备

衣帽整洁，修剪指甲，洗手，戴口罩。

4. 用物准备

一次性灌肠包、石蜡棉球、纸巾（或纱布）、一次性医用垫单、水温计、灌肠液（核对医嘱检查溶液以及温度）、快速手消毒液（图 20-1）。

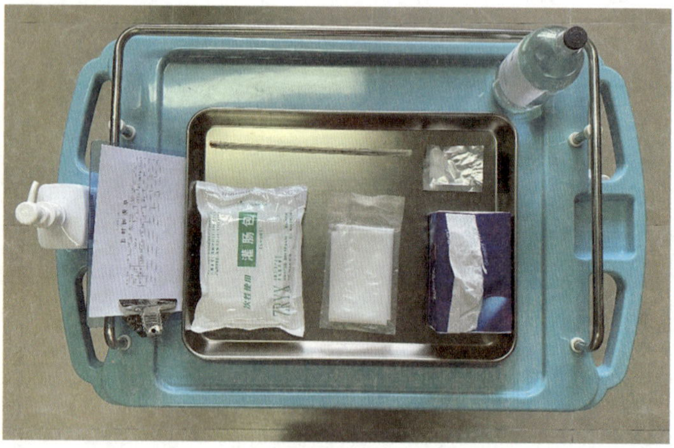

图 20-1　大量不保留灌肠用物准备

【操作步骤】

1. 查对

推车至床旁，查对患者床号、姓名、腕带、床头卡。

重点·笔记

2. 保护患者

拉好床帘及床挡，保护患者隐私及安全。

3. 洗手，戴口罩

按七步洗手法洗手，戴口罩。

4. 准备灌肠袋

检查并打开一次性灌肠包，取出灌肠袋，检查灌肠袋性能并挂于输液架上，夹闭灌肠袋引流管。

5. 准备灌肠液

根据医嘱核对灌肠液的名称、浓度和量；将灌肠液倒入灌肠袋中，用水温计测量灌肠液温度；测量完毕后，用纸巾擦拭水温计。

灌肠液温度：
一般：39℃~41℃；
降温：28℃~32℃；
中暑：4℃。

6. 取纸巾（或纱布），取石蜡棉球

根据需要取纸巾（或纱布）置于弯盘内，检查并取出石蜡棉球置于纸巾（或纱布）上。

7. 安置卧位

协助患者取左侧卧位，双膝屈曲，褪裤至膝部，臀部移至床沿，并将一次性医用垫单垫于臀下（图 20-2）。

该姿势使降结肠、乙状结肠处于下方，利用重力作用使灌肠液顺利流入降结肠和乙状结肠。

不能自我控制排便的患者可取仰卧位，臀下垫便盆。

注意及时盖被，保护患者隐私。

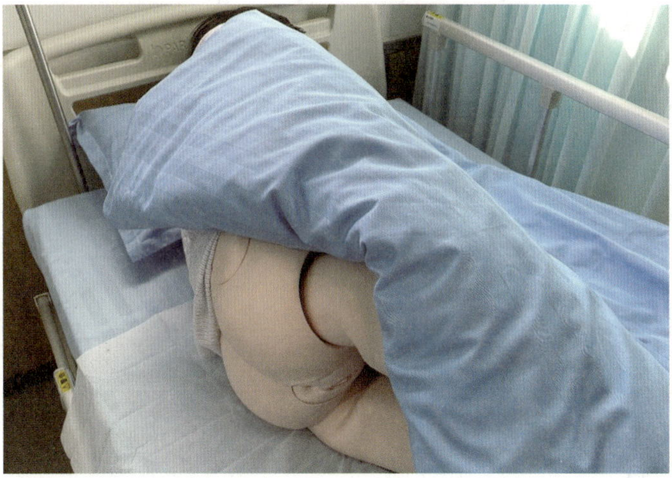

图 20-2　灌肠体位

8. 调整灌肠袋高度

调节输液架高度，使灌肠袋内液面距离肛门 40~60cm。

伤寒患者：不得高于肛门 30cm，液体量不得超过 500mL。

9. 戴手套

移弯盘于患者臀部旁；将弯盘内纸巾（或纱布）置于垫巾上。

重点·笔记

10. **润管，排气**

润滑肛管前端，排尽管内气体，关闭开关。

11. **插管**

若插入受阻，可退出少许，再旋转插入。

一手垫纸巾（或纱布）分开臀部，暴露肛门口，嘱患者深呼吸，一手将肛管轻轻旋转插入直肠（成人插入 7~10cm，小儿插入 4~7cm），分开臀部的手下移扶住固定肛管（图 20–3）。

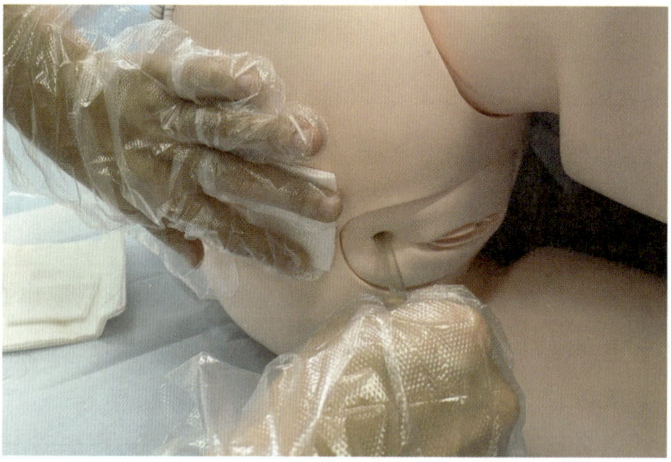

图 20–3　插管

12. **灌液**

注意关注患者反应并询问感受；观察液体下降情况。

打开灌肠袋开关，使灌肠液缓慢流入。

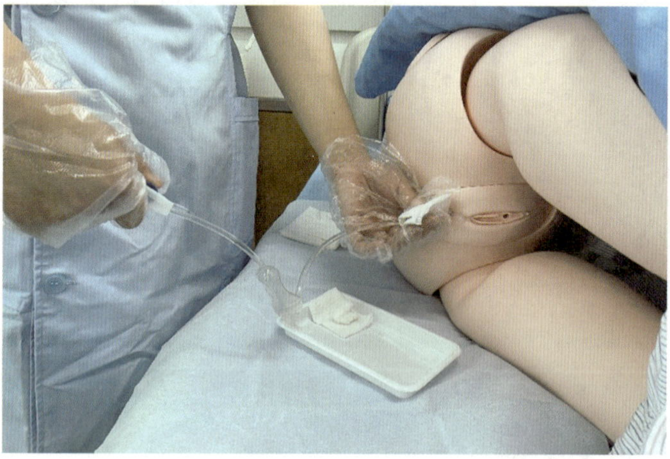

图 20–4　灌液

13. **拔管**

灌肠液即将流尽或患者实在不能忍受更多灌肠液时，夹闭灌

重点·笔记

肠袋引流管，用纸巾（或纱布）包裹肛管轻轻拔出，擦净肛门。

14. 整理用物

清理灌肠用物于医用垃圾桶内；撤出垫巾；脱下手套并洗手；协助患者穿好裤子，取舒适卧位，整理床单位，开窗通风。

15. 洗手，脱口罩

按七步洗手法洗手，脱口罩。

16. 交代感谢

向患者说明腹胀感为正常现象，嘱其尽量保留 5~10 分钟后排便；告知患者已将纸巾、鞋子及呼叫器放于易取处；根据病情进行健康宣教；感谢患者配合。

降温时液体要保留30分钟，排便后30分钟，测量体温并记录。

17. 查对，记录

再次查对患者信息，在医嘱单记录医嘱执行时间并签名。

18. 时间要求

大量不保留灌肠操作要求 9 分钟内完成（从备物开始至拔管后脱手套洗手）。

【注意事项】

1. 肝性脑病患者，禁用肥皂水灌肠，以减少氨的产生和吸收；充血性心力衰竭和水钠潴留患者禁用生理盐水灌肠。

2. 妊娠、急腹症、严重心血管疾病等患者禁忌灌肠。

3. 伤寒患者灌肠时溶液不得超过 500mL，液面不得超过肛门 30cm，防止压力过大、速度过快，造成肠道损伤。

4. 插管手法轻柔，以免损伤肠黏膜。

5. 准确掌握灌肠溶液的温度、浓度、流速、压力和溶液的量。

6. 灌肠过程中要密切观察，留意患者反应及询问患者感受：

（1）如灌肠液下降过慢或停止，多为肛管前端孔道被粪便阻塞，可移动或挤捏肛管，使粪便脱落。

（2）如灌肠时患者感觉腹胀或有便意，可嘱患者张口深呼吸，放松腹部肌肉，并减慢流速或暂停片刻，以便转移患者的注意力，减轻腹压。

（3）如发现患者脉速、面色苍白、出冷汗、剧烈腹痛、心慌气急时，应立即停止灌肠并及时与医生联系，采取急救措施。

7. 在体温单大便栏目处记录灌肠结果，如灌肠后解大便 1 次记为 1/E，灌肠后无解大便记为 0/E。

【知识拓展】

一种大量不保留灌肠患者使用的便盆

在患者大量不保留灌肠过程中，液体或粪便可能直接排泄出来。如使用传统便盆垫于患者臀下进行收集时，因其高度较高，导致患者身体悬空的面积较大，容易感到不适；若使用护理垫则容易污染床单。为解决以上问题，研究人员发明了一种大量不保留灌肠患者使用的便盆（CN217697167U）（图 20−5~ 图 20−7）。

该便盆包括便盆主体和收集部。患者侧卧灌肠时，收集部垫于患者臀部下方以收集排泄出来的液体和粪便，收集部的拦挡块和防护垫可避免患者排出的液体或粪便流到床单上，防止床单受到污染，减少医护人员的工作量。另外，防护垫的斜面能与患者接触，既能防止患者从收集部上滑下，也能使患者靠在斜面上，方便维持患者侧卧姿势。

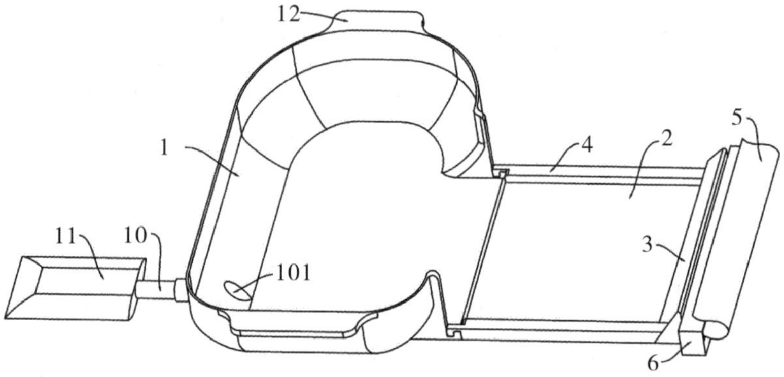

图 20−5　便盆的结构示意图

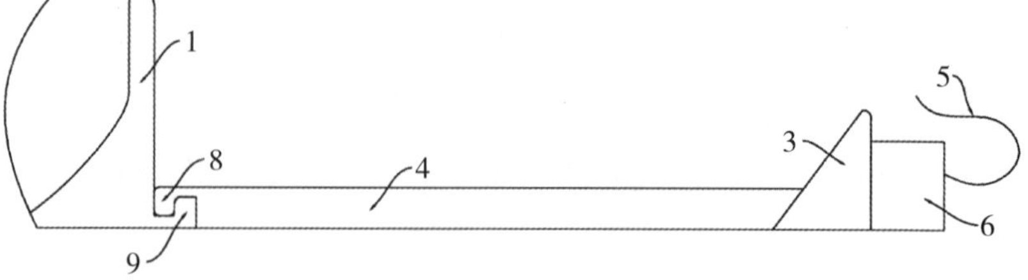

图 20−6　局部正视图

重点·笔记

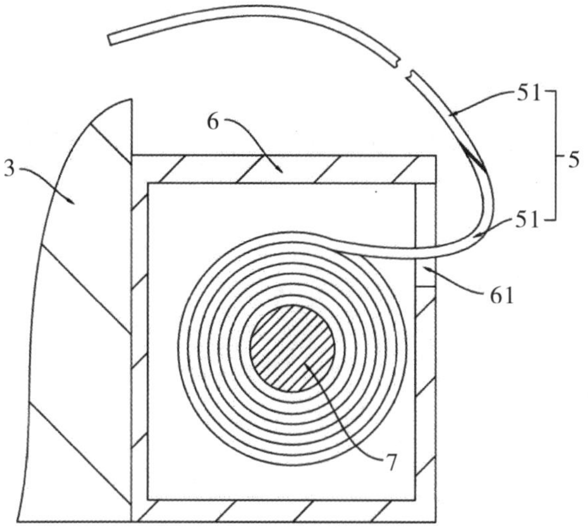

图 20-7　收纳盒的剖视图

备注：1. 便盆主体；101. 排出孔；2. 收集部；3. 防护垫；4. 拦挡块；5. 隔离膜；51. 薄膜；6. 收纳盒；61. 拉出口；7. 转动轴；8. 第一插块；9. 第二插块；10. 排放管；11. 收集袋；12. 提手。（对应图 20-5~ 图 20-7 数字）

【护考考点】

1. 大量不保留灌肠的目的。

2. 大量不保留灌肠溶液的选择、禁忌证、溶液量及温度。

3. 大量不保留灌肠的操作方法（体位、液面高度、插管深度和保留时间）。

4. 伤寒患者大量不保留灌肠的注意事项。

5. 灌肠过程中患者病情变化的观察与处理。

【测试题】

扫码练习

重点·笔记

【评价标准】

大量不保留灌肠操作质量标准

项目	操作质量标准
评估	·通过查看床头卡和腕带，认真查对床号、姓名、住院号 ·全面评估患者（病情、意识、心理、合作程度、排便情况等） ·评估患者对操作的认知情况，并充分告知患者 ·告知操作目的准确，患者能够充分理解并同意 ·解释操作方法、可能出现的不适及配合操作的方法准确，取得患者配合
准备	·着装整齐，指甲修剪干净 ·环境满足操作需要，备好输液架 ·洗手，戴口罩 ·物品准备齐全，性能完好，放置合理
实施	·再次查对 ·洗手，戴口罩 ·检查并取出灌肠袋 ·根据医嘱认真核对灌肠液的名称、浓度和量 ·灌肠液测温方法正确 ·擦拭水温计 ·向患者解释，遮挡患者，保护隐私 ·协助患者褪下裤子，取正确体位（左侧卧位，双膝屈曲），臀下垫巾，注意保暖 ·灌肠袋高度适宜（40~60cm，伤寒不得超过30cm） ·润管方式正确 ·排尽空气 ·持管、分臀方法正确 ·插管前指导患者放松 ·插管动作轻，方法正确，深度适宜（成人插入7~10cm，小儿插入4~7cm） ·固定肛管，无脱出、无漏液 ·灌肠过程中注意观察和沟通，询问患者感受 ·患者反应异常时能正确处理 ·拔管方法正确 ·协助患者擦净肛门 ·撤污物合理 ·及时遮盖，协助患者穿好裤子，取舒适卧位，整理床单位 ·正确指导患者保留灌肠液时间（5~10分钟） ·做好协助患者排便准备工作（纸巾、鞋子、呼叫器） ·根据病情进行健康教育 ·开窗通风 ·医嘱记录完整

重点·笔记

续表

项目	操作质量标准
效果评价	· 在规定时间内完成操作 · 操作熟练、流畅，动作轻柔，应变能力强 · 全程与患者沟通交流，富有真情实感 · 语言、动作符合专业规范 · 具备爱伤观念 · 严格遵守查对原则、无菌原则 · 注意人文关怀，沟通时面带微笑，称呼合适，用语亲切

（李希琳）

重点·笔记

第二十一章　小量不保留灌肠

【操作目的】

1. 软化粪便，解除便秘。

2. 排除肠道内的气体，减轻腹胀。

（适用于腹部或盆腔手术后的患者、危重患者、年老体弱患者、小儿及孕妇等）

【常用英文词汇】

small-volume non-retention enema 小量不保留灌肠

anus 肛门

buttocks 臀部

rectum 直肠

enema solution 灌肠液

rectal tubing 肛管

enema bag 灌肠袋

lubricate 润滑

bath thermometer 水温计

【病例】

患者张某，女性，80岁，以“反复排便困难5年，再发9天”主诉入院。患者9天前无明显原因出现腹部胀痛，无排便，有排气。查体：生命体征正常，腹部平软、压痛，无反跳痛。医生予以完善相关检查，初步诊断：老年性便秘。请你遵医嘱为该患者进行小量不保留灌肠。

【医嘱单】

临 时 医 嘱 单

姓名：[redacted]　性别：女　年龄：80岁　科室：消化科　住院号：[redacted]　床号：36床

起始		医嘱内容	医生签名	护士签名	执行时间	执行者签名
日期	时间					
02-15	8：30	1、2、3 溶液(50%硫酸镁 30ml、甘油 60ml、温开水 90ml)灌肠	[redacted]	[redacted]		

【操作前准备】

1. 患者

查对：床号、姓名、腕带、床头卡。

评估：患者的年龄、疾病诊断、治疗情况、病情（腹痛、腹胀排便情况）、躯体活动能力、意识状态、心理情况、对小量不保留灌肠的认知及配合能力。

解释：解释小量不保留灌肠的目的、方法、注意事项、可能出现的不适及配合要点。

2. 环境

环境安静、整洁，室温适宜，光线充足，注意隐秘性，准备输液架（使用一次性灌肠包时）。

3. 护士准备

衣帽整洁，修剪指甲，洗手，戴口罩。

4. 用物准备

一次性灌肠包（或注射器、肛管、一次性弯盘、手套）、石蜡棉球、纸巾（或纱布）、一次性医用垫单、水温计、灌肠液（核对医嘱检查溶液以及温度）、快速手消毒液（图 21-1）。

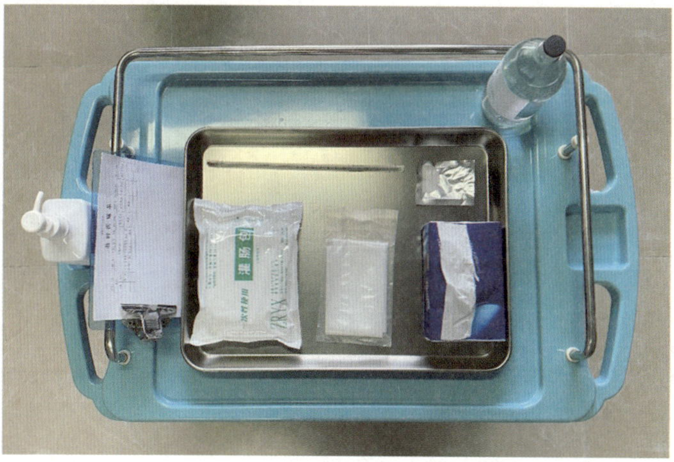

图 21-1　小量不保留灌肠用物准备

重点·笔记

1. 小量不保留灌肠溶液量不超过 200mL，溶液温度 38℃。

2. 常用溶液：①"1、2、3" 溶液（50% 硫酸镁 30mL、甘油 60mL、温开水 90mL）；②甘油 50mL 加等量温开水；③各种植物油 120~180mL。

【操作步骤】

1. 查对

推车至床旁，查对患者床号、姓名、腕带、床头卡。

重点·笔记

利用重力作用使灌肠溶液顺利流入乙状结肠。

注意及时盖被，保护患者隐私。

若插入受阻，可退出少许，再旋转插入。

注意关注患者反应并询问感受。

2. 保护患者

拉好床帘及床挡，保护患者隐私及安全。

3. 洗手、戴口罩

按七步洗手法洗手，戴口罩。

4. 抽吸灌肠液，连接肛管

检查并打开一次性弯盘；根据医嘱核对灌肠液的名称、浓度和量；用水温计测量灌肠液温度，测量完毕后，用纸巾（或纱布）擦拭水温计；用注射器抽吸灌肠液；连接注射器和肛管，并将肛管和注射器放置于弯盘内（如使用一次性灌肠包，同“大量不保留灌肠”步骤4~5)。

5. 取纸巾（或纱布），取石蜡棉球

根据需要取纸巾（或纱布）置于弯盘内，检查并取出石蜡棉球置于纸巾（或纱布）上。

6. 安置卧位

协助患者取左侧卧位，双膝屈曲，褪裤至膝部，臀部移至床沿，并将一次性医用垫单垫于臀下（如使用一次性灌肠包，需调节输液架高度，使灌肠袋内液面距离肛门不超过30cm）。

7. 移盘

戴手套，移弯盘于患者臀部旁；将弯盘内纸巾（纱布）置于垫巾上。

8. 润管，排气

润滑肛管前端，排尽管内气体（如使用一次性灌肠包，应关闭开关）。

9. 插管

左手垫纸巾（或纱布）分开臀部，暴露肛门口，嘱患者深呼吸，右手将肛管轻轻旋转插入直肠（成人插入7~10cm，小儿插入4~7cm），左手下移扶住固定肛管。

10. 灌液

缓慢推注灌肠液(如使用一次性灌肠包,同“大量不保留灌肠”步骤12）。

11. 拔管

灌肠液即将流尽或患者实在不能忍受更多灌肠液时，用纸巾（或纱布）包裹肛管轻轻拔出，擦净肛门（如使用灌肠袋，拔管

重点·笔记

前应夹闭灌肠袋引流管）。

12. **整理用物**

清理灌肠用物于医用垃圾桶内；撤出垫巾；脱下手套并洗手；协助患者穿好裤子，取舒适卧位，整理床单位。

13. **洗手，脱口罩**

按七步洗手法洗手，脱口罩。

14. **交代感谢**

向患者说明腹胀感为正常现象，嘱其尽量保留 10~20 分钟再排便；根据病情进行健康宣教；感谢患者配合。

15. **查对，记录**

再次查对患者信息，在医嘱单记录医嘱执行时间并签名。

16. **时间要求**

小量不保留灌肠操作要求 9 分钟内完成（从备物开始至拔管后脱手套洗手）。

【注意事项】

1. 插管手法轻柔、以免损伤肠黏膜。

2. 灌肠注意插管深度，压力宜低，灌肠液注入的速度不得过快。

3. 若使用注射器灌肠，每次抽吸灌肠液时应反折肛管尾段，防止空气进入肠道，引起腹胀。

【知识拓展】

一种分体式灌肠装置

消化科的很多疾病均需要灌肠处理，临床上常用针筒吸取药液后连接肛管进行灌肠。该方法有以下缺点：吸取药液操作烦琐；药物由于溶解不充分黏附在药杯壁上导致药物浪费。研究人员发明了一种分体式灌肠装置（CN215194348U），该装置包括瓶体、连接件、瓶盖、和瓶盖互换使用的肛管部（图 21-2）。通过活塞将瓶体内的药液从肛管部推入肠道进行治疗；将药品药液直接加入瓶体中，省去吸取药液的步骤、操作简便，防止黏附在药杯壁上的药品无法充分吸取而造成浪费。

重点·笔记

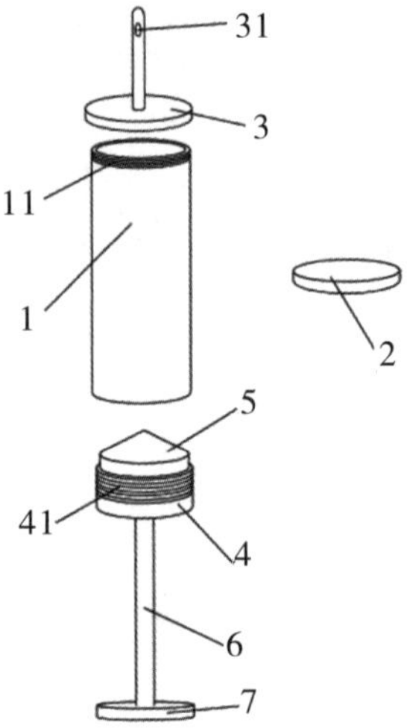

图 21-2 结构示意图

备注：1. 瓶体；11. 第一外螺；2. 瓶盖；3. 和瓶盖 2 互换使用的肛管部；4. 连接件；41. 第二外螺纹；5. 活塞；6. 活塞轴；7. 活塞柄。

【护考考点】

1. 小量不保留灌肠适用人群。

2. 小量不保留灌肠常用灌肠液。

3. 小量不保留灌肠的操作方法（体位、液面高度、插管深度、保留时间）。

【测试题】

扫码练习

重点·笔记

【评价标准】

小量不保留灌肠操作质量标准

项目	操作质量标准
评估	·通过查看床头卡和腕带，认真查对床号、姓名、住院号 ·全面评估患者（病情、意识、心理、合作程度、排便情况等） ·评估患者对操作的认知情况，并充分告知患者 ·告知操作目的准确，患者能够充分理解并同意 ·解释操作方法、可能出现的不适及配合操作的方法准确，取得患者配合
准备	·着装整齐，指甲修剪干净 ·环境满足操作需要，必要时备好输液架 ·洗手，戴口罩 ·物品准备齐全，性能完好，放置合理
实施	·再次查对 ·洗手，戴口罩 ·根据医嘱认真核对灌肠液的名称、浓度和量 ·灌肠液测温方法正确 ·擦拭水温计 ·向患者解释，遮挡患者，保护隐私 ·协助患者褪下裤子，取正确体位，臀下垫巾，注意保暖 ·润管方式正确 ·排尽空气 ·持管、分臀方法正确 ·插管前指导患者放松 ·插管动作轻，方法正确，深度适宜（成人 7~10cm，小儿 4~7cm） ·固定肛管，无脱出、无漏液 ·缓慢注射液体，速度适宜 / 灌肠袋高度适宜（不超过 30cm） ·灌肠过程中注意观察和沟通，询问患者感受 ·患者反应异常时能正确处理 ·拔管方法正确 ·协助患者擦净肛门 ·撤污物合理 ·及时遮盖，协助患者穿好裤子，取舒适卧位，整理床单位 ·正确指导患者保留灌肠液时间（10~20 分钟） ·做好协助患者排便准备工作（纸巾、鞋子、呼叫器） ·根据病情进行健康教育 ·开窗通风 ·医嘱记录完整

重点·笔记

续表

项目	操作质量标准
效果评价	·在规定时间内完成操作 ·操作熟练、流畅，动作轻柔，应变能力强 ·全程与患者沟通交流，富有真情实感 ·语言、动作符合专业规范 ·具备爱伤观念 ·严格遵守查对原则、无菌原则 ·注意人文关怀，沟通时面带微笑，称呼合适，用语亲切

（李希琳）

重点·笔记

第二十二章　保留灌肠

【操作目的】

1. 镇静、催眠。在小儿 CT、彩超、磁共振等辅助检查中广泛应用。

2. 肠道感染、慢性盆腔炎、肝性脑病等患者的配合治疗。

【常用英文词汇】

retention enema 保留灌肠
buttocks 臀部
enema solution 灌肠液
rectal tubing 肛管
bath thermometer 水温计
sedation 镇静
enteric infection 肠道感染
anus 肛门
rectum 直肠
enema bag 灌肠袋
pillow 垫枕
lubricate 润滑
hypnosis 催眠

【病例】

患儿郑某，女性，2 岁，体重 10kg。于今日上午行脑部核磁共振，医嘱予以水合氯醛灌肠剂 0.5g 保留灌肠。请你根据医嘱为该患者进行灌肠。

保留灌肠以晚间睡前 30~60 分钟灌肠为宜，此时活动减少，药液易于保留吸收。

【医嘱单】

临 时 医 嘱 单

姓名：[redacted]　性别：女　年龄：2 岁　科室：儿科　住院号：[redacted]　床号：36床

起始		医嘱内容	医生签名	护士签名	执行时间	执行者签名
日期	时间					
02-15	8：30	水合氯醛灌肠剂 0.5g　MRI 前镇静　灌肠	[redacted]	[redacted]		

【操作前准备】

1. 患者

查对：床号、姓名、腕带、床头卡。

用于辅助检查中的镇静催眠，常在检查前 30 分钟内进行灌肠。

重点·笔记

1. 保留灌肠溶液量不超过 200mL，溶液温度为 38℃。

2. 常用溶液：①镇静、催眠，10% 水合氯醛。②抗感染，2% 小檗碱、0.5%~1% 新霉素或其他抗生素溶液。

评估：患者的年龄、疾病诊断、治疗情况、病情（腹痛、腹胀、排便情况）、躯体活动能力、意识状态、心理情况、对保留灌肠的认知及配合能力。

解释：解释保留灌肠的目的、方法、注意事项（灌肠前排便）、可能出现的不适及配合要点。

2. 环境

环境安静、整洁，室温适宜，光线充足，注意隐秘性，准备输液架（使用一次性灌肠包时）。

3. 护士准备

衣帽整洁，修剪指甲，洗手，戴口罩。

4. 用物准备

一次性灌肠包（或注射器、肛管、一次性弯盘、手套）、石蜡棉球、纸巾（或纱布）、一次性医用垫单、水温计、小垫枕、灌肠液（核对医嘱检查溶液以及温度）、快速手消毒液（图 22–1）。

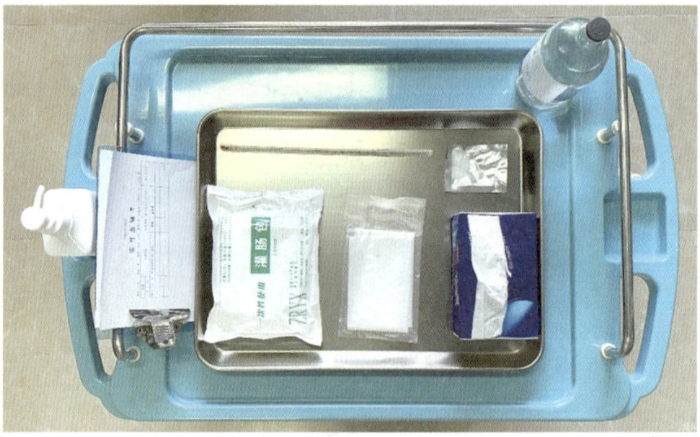

图 22–1　保留灌肠用物准备

【操作步骤】

1. 查对

推车至床旁，查对患者床号、姓名、腕带、床头卡。

2. 保护患者

拉好床帘及床挡，保护患者隐私及安全。

3. 洗手，戴口罩

按七步洗手法洗手，戴口罩。

4. 抽吸灌肠液、连接肛管

检查并打开一次性弯盘；根据医嘱核对灌肠液的名称、浓度和量；用水温计测量灌肠液温度，测量完毕后，用纸巾（或纱布）擦拭水温计；用注射器抽吸灌肠液；连接注射器和肛管，并将肛管和注射器放置于弯盘内（如使用一次性灌肠包，同“大量不保留灌肠”步骤 4~5)。

5. 取纸巾（或纱布），取石蜡棉球

根据需要取纸巾（或纱布）置于弯盘内，检查并取出石蜡棉球置于纸巾（或纱布）上。

6. 安置卧位

根据病情选择不同卧位，双膝屈曲，褪裤至膝部，臀部移至床沿，并将小垫枕、一次性医用垫单垫于臀下，使臀部抬高约 10cm（如使用一次性灌肠包，需调节输液架高度，使灌肠袋内液面距离肛门不超过 30cm）。

7. 移盘

戴手套，移弯盘于患者臀部旁；将弯盘内纸巾（或纱布）置于垫巾上。

8. 润管，排气

润滑肛管前端，排尽管内气体（如使用一次性灌肠包，应关闭开关）。

9. 插管

左手垫纸巾(或纱布)分开臀部，暴露肛门口，嘱患者深呼吸，右手将肛管轻轻旋转插入直肠（成人 15~20cm；幼儿 5~7.5cm；婴儿 2.5~4cm），左手下移扶住固定肛管。

10. 灌液

缓慢推注灌肠液(如使用一次性灌肠包，同“大量不保留灌肠”步骤 12）。

11. 拔管

灌肠液注入完毕，再注入温水 5~10ml，抬高肛管尾端，使管内溶液全部注完，用纸巾(或纱布)包裹肛管轻轻拔出，擦净肛门(如使用灌肠袋，拔管前应夹闭灌肠袋引流管)。

12. 整理用物

清理灌肠用物于医用垃圾桶内；撤出垫巾；脱下手套并洗手；

重点·笔记

1.慢性细菌性痢疾，病变部位为直肠或乙状结肠，取左侧卧位。

2. 阿米巴痢疾病变部位多为回盲部，取右侧卧位。

若插入受阻，可退出少许，再旋转插入。

注意关注患者反应并询问感受。

重点·笔记

协助患者穿好裤子，取合适卧位，整理床单位。

13. 洗手，脱口罩

按七步洗手法洗手，脱口罩。

14. 交代感谢

嘱患者尽量保留 1 小时以上；根据病情进行健康宣教；感谢患者配合。

15. 查对，记录

再次查对患者信息，在医嘱单记录医嘱执行时间并签名。

16. 时间要求

保留灌肠操作要求 9 分钟内完成（从备物开始至拔管后脱手套洗手）。

【注意事项】

1. 保留灌肠前嘱患者排便，肠道排空有利于药液吸收。
2. 了解灌肠目的和病变部位，以确定患者的卧位。
3. 肛门、直肠、结肠手术的患者及大便失禁的患者，不宜做保留灌肠。
4. 若使用注射器灌肠，每次抽吸灌肠液时应反折肛管尾端，防止空气进入肠道，引起腹胀。
5. 插管手法轻柔、以免损伤黏膜。
6. 准确掌握灌肠溶液的温度、浓度、流速、压力和溶液的量。
7. 灌肠过程中要密切观察，留意患者反应及询问患者感受：

（1）如灌肠液下降过慢或停止，多为肛管前端孔道被粪便阻塞，可移动或挤捏肛管，使粪便脱落。

（2）如灌肠时患者有腹胀或便意，应嘱患者做深呼吸，以减轻不适。

（3）如发现患者脉速、面色苍白、出冷汗、剧烈腹痛、心慌气急时，应立即停止灌肠并及时与医生联系，采取急救措施。

【知识拓展】

一次性带刻度肛管及灌肠包

保留灌肠是儿科学常用的一项护理技术，常用于镇静、催眠和治疗肠道感染。临床肛管使用过程中存在以下不足：①不能准确测量插入实际长度，导致插入深度不准确；②肛管无容量标识，且管腔不透亮，不易观察药液，导致用药精确性下降，影

重点·笔记

响用药效果；③肛管末端无接头，与注射器连接不紧密，容易漏液；④肛管为独立包装物品，用物不全，不方便医护人员操作。针对上述不足，研究人员发明了一次性带刻度肛管及灌肠包（CN209734640U）（图 22–2）。该新型肛管外表面设有刻度，同时将刻度设于凹槽中，避免刻度掉落，实现了对刻度标记的保护，同时肛管采用气囊将管道中剩余的药液完全注入直肠，从而提高插入深度的准确性以及药物剂量的准确性。

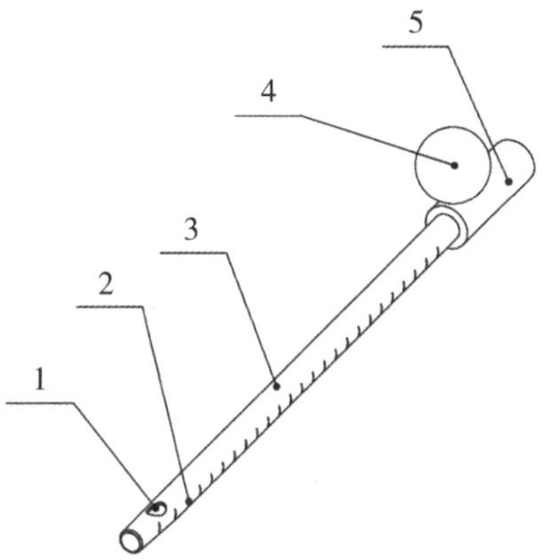

图 22–2　结构示意图

备注：1. 开孔；2. 刻度；3. 管道主体；4. 气囊主体；5. 充气区域。

【护考考点】

1. 保留灌肠的目的。
2. 保留灌肠的不同卧位。
3. 保留灌肠的操作方法（液面高度、插管深度、保留时间）。

【测试题】

扫码练习

重点·笔记

【评价标准】

保留灌肠操作质量标准

项目	操作质量标准
评估	·通过查看床头卡和腕带，认真查对床号、姓名、住院号 ·全面评估患者（病情、意识、心理、合作程度、排便情况等） ·评估患者对操作的认知情况，并充分告知患者 ·告知操作目的准确，患者能够充分理解并同意 ·解释操作方法、可能出现的不适及配合操作的方法准确，取得患者配合
准备	·着装整齐，指甲修剪干净 ·环境满足操作需要，必要时备好输液架 ·洗手，戴口罩 ·物品准备齐全，性能完好，放置合理
实施	·再次查对 ·洗手，戴口罩 ·根据医嘱认真核对灌肠液的名称、浓度和量 ·灌肠液测温方法正确 ·擦拭水温计 ·向患者解释，遮挡患者，保护隐私 ·协助患者褪下裤子，取正确体位，臀下垫巾，臀部抬高高度正确，注意保暖 ·润管方式正确 ·排尽空气 ·持管、分臀方法正确 ·插管前指导患者放松 ·插管动作轻柔，方法正确，深度适宜（15~20cm） ·固定肛管，无脱出、无漏液 ·缓慢注射液体，速度适宜 / 灌肠袋高度适宜（不超过 30cm） ·灌肠过程中注意观察和沟通，询问患者感受 ·患者反应异常时能正确处理 ·拔管方法正确 ·协助患者擦净肛门 ·撤污物合理 ·及时遮盖，协助患者穿好裤子，取舒适卧位，整理床单位 ·正确指导患者保留灌肠液时间（1 小时以上） ·根据病情进行健康教育 ·医嘱记录完整

续表

重点·笔记

项目	操作质量标准
效果评价	· 在规定时间内完成操作 · 操作熟练、流畅，动作轻柔，应变能力强 · 全程与患者沟通交流，富有真情实感 · 语言、动作符合专业规范 · 具备爱伤观念 · 严格遵守查对原则、无菌原则 · 注意人文关怀，沟通时面带微笑，称呼合适，用语亲切

【知识点总结】

表 22-1　不同类型灌肠法操作要点的区别

类型	体位	溶液量（ml/次）	溶液温度（℃）	液面距肛门高度（cm）	插管深度（cm）	保留时间
大量不保留灌肠	左侧卧位	成人：500~1000； 小儿：200~500； 伤寒≤500	一般：39~41 降温：28~32 中暑：4	40~60 （伤寒≤30）	成人 7~10 小儿 4~7	5~10 分钟（降温 30 分钟）
小量不保留灌肠	左侧卧位	≤200	38	≤30	成人 7~10 小儿 4~7	10~20 分钟
保留灌肠	视病情：慢性细菌性痢疾（左侧卧位）；阿米巴痢疾（右侧卧位）	≤200	38	≤30	成人：15~20； 幼儿：5~7.5； 婴儿：2.5~4	1 小时以上

（李希琳）

重点·笔记

第二十三章　皮内注射法

【操作目的】

1. 进行药物过敏试验，以判断有无过敏反应。
2. 疫苗预防接种，如卡介苗。
3. 局部麻醉的起始步骤。

【常用英文词汇】

intradermal injection 皮内注射
narcotic 疫苗
deltoidei 卡介苗
tetanus antitoxin 破伤风抗毒素
hypersensitivity reaction 过敏反应
anaphylactic shock 过敏性休克
insulin 过敏
vaccine 麻醉
penicillin 青霉素

【病例】

患者田某，男性，35 岁。因“咳嗽、乏力、发热 5 天”入院治疗。根据检查结果，诊断为急性上呼吸道感染。医生开具医嘱：青霉素试敏 , 50U, ID, St.。请根据医嘱完成操作。

【医嘱单】

临 时 医 嘱 单

姓名：[redacted]　性别：男　年龄：35 岁　科室：呼吸内科　住院号：[redacted]　床号：10 床

起始		医嘱内容	医生签名	护士签名	执行时间	执行者签名
日期	时间					
09-11	8：30	青霉素试敏 50U　ID　St.	[redacted]	[redacted]		

【操作前准备】

1. 患者

查对：床号、姓名、腕带、床头卡。

重点·笔记

评估：患者病情、治疗情况、用药史、过敏史、家族史；是否空腹（药物过敏试验）；是否对酒精过敏（药物过敏试验）；注射部位皮肤状况；意识状态、心理状态（情绪稳定）、合作程度（愿意配合）。

解释：解释用药原因、方法、药物作用及副作用、注意事项、可能出现的不适及配合要点。

体位：体位舒适，充分暴露注射部位方便操作。

2. 环境

室温适宜、光线充足，环境安静、清洁，必要时屏风遮挡。

3. 护士准备

衣帽整洁，修剪指甲，洗手，戴口罩。

4. 用物准备

（1）注射盘：皮肤消毒液（0.5% 碘伏或 2% 碘酊、75% 乙醇）、棉签、无菌纱布、砂轮、启瓶器、不锈钢弯盘、做药物过敏试验时需备 0.1% 盐酸肾上腺素、地塞米松磷酸钠、盐酸异丙秦注射液、1mL 和 5mL 注射器。

（2）无菌盘：无菌治疗巾、注射器（1mL、2mL 或 5mL）、针头（$4^{1/2}$ 号、6 号）、注射药物、给药便签。

（3）其他：医嘱单、治疗卡、快速手消毒液、锐器盒、医用垃圾桶、生活垃圾桶（图 23-1）。

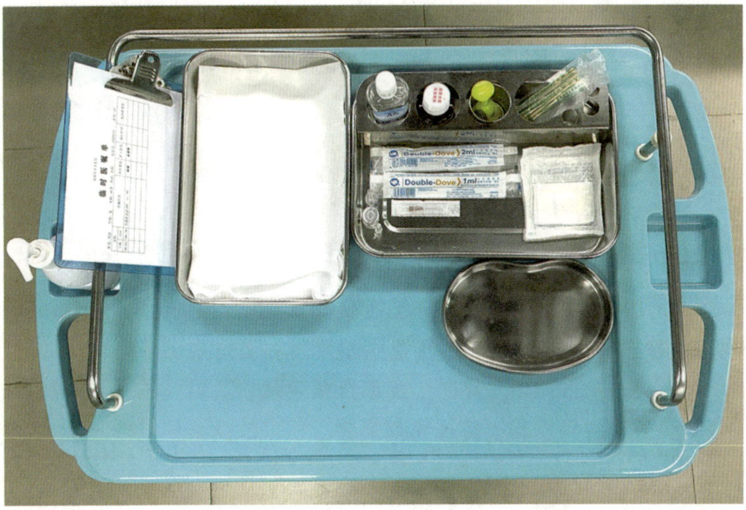

图 23-1　皮内注射物品准备

重点·笔记

【操作步骤】

➡ 配制药液

1. 查对

核对医嘱单、治疗卡、给药便签（床号、姓名、药名、浓度、剂量、用法、时间、药品有效期）。

2. 洗手，戴口罩

按七步洗手法洗手，戴口罩。

3. 铺无菌盘

将无菌治疗巾铺于无菌盘上。

4. 抽吸药液

根据药物抽吸法抽取所需药液。

药物过敏试验时（以 500U/mL 的皮肤试验液为标准，以青霉素钠 80 万 U 为例）：

（1）开密封瓶：用启瓶器除去青霉素密封瓶铝盖中心部位→常规消毒瓶盖 1 次，待干。

（2）开安瓿瓶：将安瓿瓶尖端液体弹至体部→用砂轮在安瓿瓶颈部划划痕→75% 乙醇消毒瓶颈 1 次→垫无菌纱布折断安瓿瓶。

（3）溶青霉素：取 5mL 注射器→调节针尖斜面向下、刻度朝上，抽动活塞→抽安瓿瓶内 0.9% 氯化钠注射液 4mL，注入密封瓶内→溶解摇匀→常规消毒瓶塞 1 次。

（4）更换注射器及针头：取 1mL 注射器，并更换为 6 号针头→调节针尖斜面向下、刻度朝上，抽动活塞。

（5）配置皮试液：抽 0.1mL 空气注入密封瓶→抽青霉素溶液 0.1mL →抽安瓿瓶内 0.9% 氯化钠注射液 0.9mL →混匀药液（2 万 U/mL）→排气→排液至 0.1mL →抽安瓿瓶内 0.9% 氯化钠注射液 0.9mL →混匀药液（2000U/mL）→排气→排液至 0.25mL →抽安瓿瓶内 0.9% 氯化钠注射液 0.75mL →混匀药液（500U/mL）→排气→排液至 0.5ml →更换为 $4^{1/2}$ 号针头。

5. 核对，放妥

再次双人核对（床号、姓名、药名、浓度、剂量、用法、时间、药品有效期），核对无误后在给药便签上双人签字→将注射药物妥善放置于无菌盘中。

6. 洗手，脱口罩

按七步洗手法洗手，脱口罩。

➡ 实施注射

1. 查对

推车至床旁，核对患者床号、姓名、腕带、床头卡。

2. 摆放体位

选择合适的注射部位，协助患者采取舒适体位。

3. 洗手，戴口罩

按七步洗手法洗手，戴口罩。

4. 严格消毒

用 75% 乙醇消毒注射部位皮肤，待干。

5. 二次核对

核对床号、姓名、药名、浓度、剂量、用法、时间、药品有效期。

6. 排气进针

旋转针尖斜面朝上，排尽针梗空气→左手绷紧皮肤，右手平执式持注射器，示指固定针栓，保持针尖斜面朝上，以 5° 进针，直至针梗斜面全部进入皮肤，放平注射器。

7. 缓慢推药

左手拇指固定针栓，右手缓慢推药。

8. 快速拔针

推药完毕后，迅速拔针，嘱患者勿按压针眼→处理注射器和针头。

9. 再次核对

观察注射部位局部情况，核对床号、姓名、药名、浓度、剂量、用法、时间、药品有效期。

10. 整理记录

询问患者感受，协助患者取舒适体位，进行健康宣教，感谢患者配合→整理用物→洗手，脱口罩→记录。

11. 时间要求

皮内注射要求 15 分钟内完成操作（从用物准备至注射完毕后整理记录，配置药液算入计时）。

重点·笔记

常用注射部位：前臂掌侧下段（药物过敏试验）、上臂三角肌下缘、局部麻醉处。

乙醇过敏时选用其他无色消毒剂（季铵盐类、胍类等）进行皮肤消毒。

药物过敏试验时，在推药过程中应注意观察皮丘形成情况：注射部位形成一半球状皮丘，皮肤变白，毛孔显露。

重点·笔记

➡ 药物过敏试验结果查看

1. 观察时长

观察时间不少于20分钟。

2. 结果判断

双人查看结果。

阴性：注射部位无红肿、皮丘大小无改变；全身无不适症状。

阳性：皮丘变大、出现红晕、周围有伪足伴瘙痒感；可出现头晕、心慌、恶心及过敏性休克。

3. 记录结果

将过敏试验结果记录在病历上，阳性用红笔标记“+”，阴性用蓝笔或黑笔标记“-”。

【注意事项】

1. 操作过程中需严格执行三查八对制度和无菌操作原则。
2. 进行药物过敏试验前，应详细询问患者用药史、过敏史、家族史。
3. 药物过敏试验患者不可空腹进行。
4. 药物过敏试验用药剂量需准确，药液需现配现用。
5. 进行药物过敏试验时需告知患者观察时间为20分钟，嘱患者及家属在观察期间不得离开病室，勿按压或抓挠皮丘。如出现皮丘范围变大、红肿、瘙痒，或发热、恶心、呕吐、呼吸不畅等不适症状，需立即告知医护人员。

【知识拓展】

经皮免疫微针技术

经皮免疫微针 (microneedles, MNs) 是一种新型疫苗递送系统。微针是一种微创装置，由许多聚集在基板上的微米大小的针状凸起组成。在给药过程中，微针穿刺皮肤表皮层后形成孔道，药物通过孔道进入皮肤。MNs给药方式具有安全、简单、经济、无痛等优点，已广泛用于递送减毒活疫苗、灭活疫苗等多种疫苗。

【护考考点】

1. 皮内注射法的医学缩写。

2. 皮内注射法的注射目的。
3. 皮内注射法的常用注射部位。
4. 皮内注射法的注射方法。
5. 药物过敏试验的操作注意事项。

【测试题】

扫码练习

【评价标准】

皮内注射法操作质量标准

<table>
<tr><th>项目</th><th colspan="2">操作质量标准</th></tr>
<tr><td>评估</td><td colspan="2">·通过查看床头卡和腕带，认真查对床号、姓名、住院号
·全面评估患者（病情、治疗情况、用药史、家族史、过敏史、注射部位皮肤情况、心理状况、合作程度）
·评估患者对操作的认知情况，并充分告知患者
·准确告知操作目的，患者能够充分理解并同意
·解释操作方法、可能出现的不适及配合操作的方法准确，取得患者配合</td></tr>
<tr><td>准备</td><td colspan="2">·着装整齐，指甲修剪干净
·环境满足操作需要
·洗手，戴口罩
·物品准备齐全，性能完好；一次性无菌物品均在有效期内，质量合格；物品放置合理
·药物瓶身完好无破损，瓶口无松动，药名标签内容清晰齐全，对光倒置检查药液澄清，无变色、无絮状物、无沉淀，在有效期内</td></tr>
<tr><td>实施</td><td>配置药液</td><td>·双人核对医嘱，核对内容需完整准确
·按规范要求铺无菌盘
·根据药物抽吸法配置药液，操作过程中注意无菌操作原则、药液剂量准确、抽吸手法规范
·配药结束后，再次核对医嘱，核对内容需完整准确</td></tr>
</table>

重点·笔记

续表

项目	操作质量标准	
实施	注射	·携用物至床旁，认真核对患者信息 ·避开破损、硬结、皮疹、瘢痕等处，合理选择穿刺部位，协助患者取舒适体位 ·洗手，戴口罩 ·按常规消毒法严格消毒注射部位，注意方法正确 ·注射前再次核对医嘱，排尽针梗内空气 ·注射时注意刺入角度和深度，做到两快一慢，手法规范轻柔 ·缓慢推药，推药过程中注意观察患者局部和全身反应，注射完毕后迅速拔针，嘱患者勿按压针眼，及时处理针头 ·再次核对医嘱，询问患者的感受，根据病情进行健康宣教（药物过敏试验时健康教育需完整准确） ·用物整理规范 ·操作完毕后准确记录、签字
	观察	·观察 20 分钟后双人查看结果 ·皮试结果辨别准确 ·结果查看结束后准确记录，并告知患者及其家属
效果评价	·在规定时间内完成操作 ·操作熟练、流畅，动作轻柔，应变能力强 ·全程与患者沟通交流，富有真情实感 ·语言、动作符合专业规范 ·具备爱伤观念 ·严格遵守查对原则、无菌原则 ·注意人文关怀，沟通时面带微笑，称呼合适，用语亲切	

（叶子文）

重点·笔记

第二十四章 皮下注射法

【操作目的】

1. 注入小剂量药物，用于不宜口服给药而需在一定时间内发生药效时，如胰岛素注射。

2. 预防接种。

3. 局部麻醉用药。

【常用英文词汇】

subcutaneous injection 皮下注射

insulin 胰岛素

narcotic 麻醉药

vaccine 疫苗

deltoid 三角肌

abdomen 腹部

injector 注射器

【病例】

患者张某，女性，63 岁。因无明显诱因出现口干、多饮，伴全身乏力，体重下降入院，诊断为 2 型糖尿病。医生开具医嘱：门冬胰岛素注射液 7U, H, qd。请根据医嘱完成操作。

【医嘱单】

长 期 医 嘱 单

姓名：[redacted] 性别：女 年龄：63 岁 科室：内分泌科 住院号：[redacted] 床号：25 床

起始		医嘱内容	医生签名	护士签名	停止		医生签名	护士签名
日期	时间				日期	时间		
09-11	08：00	门冬胰岛素注射液 7U H qd	[redacted]	[redacted]				

【操作前准备】

1. 患者

查对：床号、姓名、腕带、床头卡。

评估：患者病情、治疗情况、用药史、过敏史；注射部位皮

重点·笔记

肤及皮下组织状况；意识状态、心理状态（情绪稳定）、合作程度（愿意配合）。

解释：解释用药原因、方法、药物作用及副作用、注意事项、可能出现的不适及配合要点。

体位：体位舒适，充分暴露注射部位方便操作。

2. 环境

室温适宜、光线充足，环境安静、清洁，必要时屏风遮挡。

3. 护士准备

衣帽整洁，修剪指甲，洗手，戴口罩。

4. 用物准备

（1）注射盘：皮肤消毒液（0.5% 碘伏或 2% 碘酊、75% 乙醇）、棉签、无菌纱布、砂轮、启瓶器、不锈钢弯盘。

（2）无菌盘：无菌治疗巾、注射器（1mL 或 2mL）、注射药物、给药便签。

（3）其他：医嘱单、治疗卡、快速手消毒液、锐器盒、医用垃圾桶、生活垃圾桶（图 24-1）。

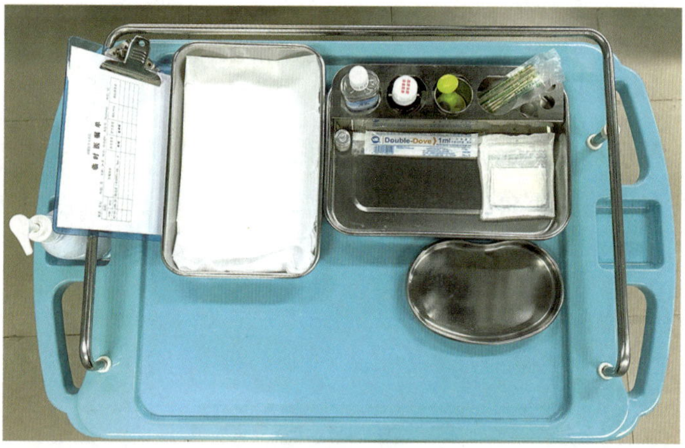

图 24-1　皮下注射物品准备

【操作步骤】

➡ 配制药液

1. 查对

核对医嘱单、治疗卡、给药便签（床号、姓名、药名、浓度、剂量、用法、时间、药品有效期）。

2. 洗手，戴口罩

按七步洗手法洗手，戴口罩。

3. 铺无菌盘

将无菌治疗巾铺于无菌盘上。

4. 抽吸药液

根据药物抽吸法抽取所需药液。

5. 核对妥放

再次双人核对（床号、姓名、药名、浓度、剂量、用法、时间、药品有效期），核对无误后签字，然后将注射药物妥善放置于无菌盘中。

6. 洗手，脱口罩

按七步洗手法洗手，脱口罩。

➡ 实施注射

1. 查对

推车至床旁，核对患者床号、姓名、腕带、床头卡。

2. 摆放体位

选择合适的注射部位，协助患者采取舒适体位。

3. 洗手，戴口罩

按七步洗手法洗手，戴口罩。

4. 严格消毒

消毒注射部位皮肤，待干。

5. 二次核对

再次核对床号、姓名、药名、浓度、剂量、用法、时间、药品有效期。

6. 排气进针

取干棉签→调节针尖斜面朝上，排尽针梗内空气→左手绷紧皮肤，右手示指固定针栓，保持针尖斜面朝上，以 30°~40° 快速进针，直至刺入针梗的 1/2~2/3。

7. 缓慢推药

左手轻轻回抽活塞，确保无回血后缓慢推药。

8. 快速拔针

推药完毕后，右手固定针栓迅速拔针，左手持棉签按压注射部位，直至注射部位不出血为止。处理注射器和针头。

重点·笔记

常用注射部位：上臂三角肌下缘、双侧腹部（耻骨联合以上约 1cm、最低肋缘以下约 1cm、脐周 2.5cm 以外区域）、大腿前外侧的上 1/3、臀部外上侧、背部等部位。

注射角度不可超过 45°，以免刺入肌层。

重点·笔记

9. 再次核对

观察注射部位局部情况，再次核对床号、姓名、药名、浓度、剂量、用法、时间、药品有效期。

10. 整理记录

询问患者感受，协助患者取舒适体位；进行健康宣教；感谢患者配合；整理用物，洗手，脱口罩，记录。

11. 时间要求

皮下注射要求 8 分钟内完成（从用物准备至注射完毕后整理记录）。

【注意事项】

1. 操作过程中需严格执行三查八对制度和无菌操作原则。
2. 避免输入刺激性强的药物。
3. 需长期注射者应注意更换注射部位。
4. 过于消瘦者，注射时可捏起局部组织，适当减小进针角度。

【知识拓展】

大容量皮下给药技术

传统上，由于皮下细胞外基质的限制，皮下注射剂量被限制在 2mL。大容量皮下给药技术是指利用多种技术促进高容量或大体积生物制剂的皮下给药。目前已开发的技术主要包括：①高剂量生物制品皮下给药输送配方技术；②高剂量 / 体积生物制品皮下给药输送装置技术；③改变皮下给药空间以促进大体积液体输送技术。

【护考考点】

1. 皮下注射法的医学缩写。
2. 皮下注射法的注射目的。
3. 皮下注射法的常用注射部位。
4. 皮下注射法的注射方法。
5. 皮下注射法的操作注意事项。

重点·笔记

【测试题】

扫码练习

【评价标准】

皮下注射法操作质量标准

<table>
<tr><th>项目</th><th colspan="2">操作质量标准</th></tr>
<tr><td>评估</td><td colspan="2">·通过查看床头卡和腕带，认真查对床号、姓名、住院号
·全面评估患者（病情、治疗情况、用药史、过敏史、注射部位皮肤情况、心理状况、合作程度）
·评估患者对操作的认知情况，并充分告知患者
·准确告知操作目的，患者能够充分理解并同意
·解释操作方法、可能出现的不适及配合操作的方法准确，取得患者配合</td></tr>
<tr><td>准备</td><td colspan="2">·着装整齐，指甲修剪干净
·环境满足操作需要
·洗手，戴口罩
·物品准备齐全，性能完好；一次性无菌物品均在有效期内，质量合格；物品放置合理
·药物瓶身完好无破损，瓶口无松动，药名标签内容清晰齐全，对光倒置检查药液澄清，无变色、无絮状物、无沉淀，在有效期内</td></tr>
<tr><td rowspan="2">实施</td><td>配置药液</td><td>·双人核对医嘱，核对内容需完整准确
·按规范要求铺无菌盘
·根据药物抽吸法配置药液，操作过程中注意无菌操作原则、药液剂量准确、抽吸手法规范
·配药结束后，再次核对医嘱，核对内容需完整准确</td></tr>
<tr><td>注射</td><td>·携用物至床旁，认真核对患者信息
·避开破损、硬结、皮疹、瘢痕等处，合理选择穿刺部位，协助患者取舒适体位
·洗手，戴口罩
·按常规消毒法严格消毒注射部位，注意方法正确
·注射前再次核对医嘱，排尽针梗内空气</td></tr>
</table>

重点·笔记

续表

项目	操作质量标准	
实施	注射	· 注射时注意刺入角度和深度，做到两快一慢，手法规范轻柔 · 推药前回抽确保无回血后，缓慢推药 · 注射完毕后迅速拔针，及时处理针头 · 注射过程中和注射后需注意观察患者局部和全身反应 · 再次核对医嘱，询问患者的感受，根据病情进行健康宣教 · 用物整理规范 · 操作完毕后准确记录、签字
效果评价	· 在规定时间内完成操作 · 操作熟练、流畅，动作轻柔，应变能力强 · 全程与患者沟通交流，富有真情实感 · 语言、动作符合专业规范 · 具备爱伤观念 · 严格遵守查对原则、无菌原则 · 注意人文关怀，沟通时面带微笑，称呼合适，用语亲切	

（郑旭娟）

重点·笔记

第二十五章　肌内注射法

【操作目的】

1. 用于不宜或不能静脉注射，且要求短时间内发生疗效时。

2. 预防接种疫苗，如百白破疫苗、白破疫苗、乙肝疫苗、脊髓灰质炎灭活疫苗、甲肝灭活疫苗、出血热疫苗等。

【常用英文词汇】

intramuscular injection 肌内注射　　gluteus maximus 臀大肌

gluteus medius 臀中肌　　gluteus minimus 臀小肌

oil solution 油剂　　suspension 混悬剂

injector 注射器

【病例】

患者王某，女性，43 岁。因卵巢囊肿行囊肿摘除术，术后疼痛剧烈，医生开具医嘱：哌替啶 50mg, IM, St.。请根据医嘱完成操作。

【医嘱单】

临 时 医 嘱 单

姓名：[redacted]　性别：女　年龄：43 岁　科室：呼吸内科　住院号：[redacted]　床号：3 床

起始		医嘱内容	医生签名	护士签名	执行时间	执行者签名
日期	时间					
10-03	19：30	哌替啶 50mg　IM St.		[redacted]		

【操作前准备】

1. 患者

查对：床号、姓名、腕带、床头卡。

评估：患者病情、治疗情况、用药史、过敏史；注射部位皮肤状况；意识状态、心理状态（情绪稳定）、合作程度（愿意配

重点·笔记

合）。

解释：解释用药原因、方法、药物作用及副作用、注意事项、可能出现的不适及配合要点。

体位：体位舒适，充分暴露并放松注射部位，方便操作。

2. 环境

室温适宜、光线充足，环境安静、清洁，必要时屏风遮挡。

3. 护士准备

衣帽整洁，修剪指甲，洗手，戴口罩。

4. 用物准备

（1）注射盘：皮肤消毒液（0.5% 碘伏或 2% 碘酊、75% 乙醇）、棉签、无菌纱布、砂轮、启瓶器、弯盘。

（2）无菌盘：无菌治疗巾、注射器（2mL 或 5mL）、注射药物、给药便签。

（3）其他：医嘱单、治疗卡、快速手消毒液、锐器盒、医用垃圾桶、生活垃圾桶（图 25-1）。

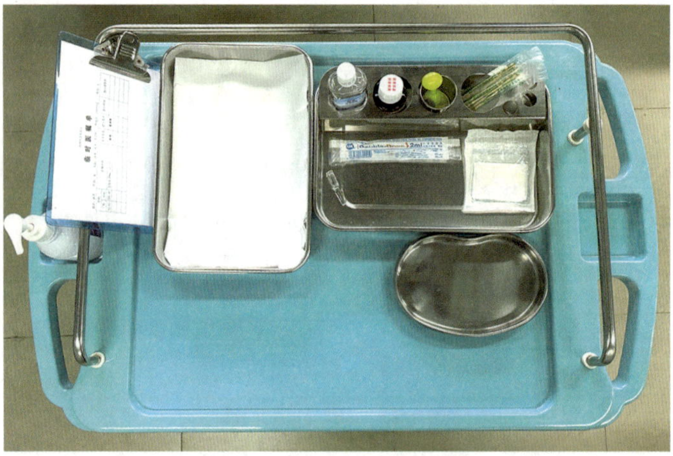

图 25-1　肌内注射物品准备

【操作步骤】

➡ 配置药液

1. 查对

核对医嘱单、治疗卡、给药便签（床号、姓名、药名、浓度、剂量、用法、时间、药品有效期）。

2. 洗手，戴口罩

按七步洗手法洗手，戴口罩。

3. 铺无菌盘

将无菌治疗巾铺于无菌盘上。

4. 抽吸药液

根据药物抽吸法抽取所需药液。

5. 核对妥放

再次双人核对（床号、姓名、药名、浓度、剂量、用法、时间、药品有效期），核对无误后签字→将注射药物妥善放置于无菌盘中。

6. 洗手，脱口罩

按七步洗手法洗手，脱口罩。

➡ 实施注射

1. 查对

推车至床旁，核对患者床号、姓名、腕带、床头卡。

2. 摆放体位

选择合适的注射部位，根据情况采取不同体位，使注射部位充分放松。

3. 洗手，戴口罩

按七步洗手法洗手，戴口罩。

4. 严格消毒

消毒注射部位皮肤，待干。

5. 二次核对

再次核对床号、姓名、药名、浓度、剂量、用法、时间、药品有效期。

6. 排气进针

取干棉签→排尽针梗内空气→左手绷紧皮肤，右手执笔式持注射器，中指固定针栓，以 90° 快速进针，直至刺入针梗的 1/2~2/3。

7. 缓慢推药

左手轻轻回抽活塞，确保无回血→缓慢推药。

8. 快速拔针

推药完毕后，右手固定针栓迅速拔针，左手持棉签按压注射部位，直至注射部位不出血为止→处理注射器和针头。

重点·笔记

1. 常用注射部位：臀大肌、臀中肌、臀小肌、股外侧肌、上臂三角肌。

2. 取侧卧位时：上腿伸直，下腿稍弯曲。

3. 取俯卧位时：使患者头偏一侧，足尖相对，足跟分开。

重点·笔记

9. 再次核对

观察注射部位局部情况，核对床号、姓名、药名、浓度、剂量、用法、时间、药品有效期。

10. 整理记录

询问患者感受，协助患者取舒适体位；进行健康宣教；感谢患者配合；整理用物，洗手，脱口罩，记录。

11. 时间要求

肌内注射操作要求8分钟内完成（从用物准备至注射完毕后整理记录）。

【注意事项】

1. 操作过程中需严格执行三查八对制度和无菌操作原则。
2. 对2岁以下的婴幼儿不宜选用臀大肌注射，以选用股外侧肌、臀中肌和臀小肌为宜。
3. 注射时切勿将针梗全部刺入，以防发生断针。
4. 同时注射多种药物时需遵守药物配伍禁忌。
5. 需长期注射者应注意更换注射部位。

【知识拓展】

Z-track肌内注射法

Z-track肌内注射法，又称“Z形法”或“Z字轨迹法”，是一种通过改变传统进针方式，以减少药液回流的技术。注射时，患者体位和进针方法保持不变，但是绷紧皮肤的方式改为利用左手食指、中指和无名指轻轻牵拉皮肤，使注射部位的表皮层和皮下组织移动约1~2cm，以形成Z形注射路径。随后在注射部位垂直进针，注射结束之后松开皮肤。

【护考考点】

1. 肌内注射法的医学缩写。
2. 肌内注射法的注射目的。
3. 肌内注射法的常用注射部位及定位方法。
4. 肌内注射法的注射体位。
5. 肌内注射法的注射方法。

6. 肌内注射法的操作注意事项。

重点·笔记

【测试题】

扫码练习

【评价标准】

肌内注射法操作质量标准

<table>
<tr><th>项目</th><th colspan="2">操作质量标准</th></tr>
<tr><td>评估</td><td colspan="2">·通过查看床头卡和腕带，认真查对床号、姓名、住院号
·全面评估患者（病情、治疗情况、用药史、过敏史、注射部位皮肤情况、心理状况、合作程度）
·评估患者对操作的认知情况，并充分告知患者
·准确告知操作目的，患者能够充分理解并同意
·解释操作方法、可能出现的不适及配合操作的方法准确，取得患者配合</td></tr>
<tr><td>准备</td><td colspan="2">·着装整齐，指甲修剪干净
·环境满足操作需要
·洗手，戴口罩
·物品准备齐全，性能完好；一次性无菌物品均在有效期内，质量合格；物品放置合理
·药物瓶身完好无破损，瓶口无松动，药名标签内容清晰齐全，对光倒置检查药液澄清，无变色、无絮状物、无沉淀，在有效期内</td></tr>
<tr><td>实施</td><td>配置药液</td><td>·双人核对医嘱，核对内容需完整准确
·按规范要求铺无菌盘
·根据药物抽吸法配置药液，操作过程中注意无菌操作原则、药液剂量准确、抽吸手法规范
·配药结束后，再次核对医嘱，核对内容需完整准确</td></tr>
</table>

重点·笔记

续表

项目	操作质量标准	
实施	注射	·携用物至床旁，认真核对患者信息 ·避开破损、硬结、皮疹、瘢痕等处，合理选择穿刺部位，协助患者取舒适体位，使注射部位充分放松 ·洗手，戴口罩 ·按常规消毒法严格消毒注射部位，注意方法正确 ·注射前再次核对医嘱，排尽针梗内空气 ·注射时注意刺入角度和深度，做到两快一慢，手法规范轻柔 ·推药前回抽确保无回血后，缓慢推药 ·注射完毕后迅速拔针，及时处理针头 ·注射过程中和注射后需注意观察患者局部和全身反应 ·再次核对医嘱，询问患者的感受，根据病情进行健康宣教 ·用物整理规范 ·操作完毕后准确记录、签字
效果评价	·在规定时间内完成操作 ·操作熟练、流畅，动作轻柔，应变能力强 ·全程与患者沟通交流，富有真情实感 ·语言、动作符合专业规范 ·具备爱伤观念 ·严格遵守查对原则、无菌原则 ·注意人文关怀，沟通时面带微笑，称呼合适，用语亲切	

（叶子文）

重点·笔记

第二十六章　静脉注射法

【操作目的】

1. 注入药物，用于不宜口服、皮下注射、肌内注射药物或需迅速发挥药效时。

2. 药物因浓度高、刺激性大、量多而不宜采用其他注射方法。

3. 注入药物做某些诊断性检查。

【常用英文词汇】

antimicrobial 抗菌的

basilic vein 贵要静脉

cephalic vein 头静脉

make a fist 握拳

scalp veins 头皮静脉

syringe 注射器

dorsal venous of hand/foot 手 / 足背静脉网

femoral artery/vein 股动脉 / 静脉

great/small saphenous vein 大 / 小隐静脉

intravenous injection 静脉注射（IV）

median cubital vein 肘正中静脉

microinfusion pump 微量注射泵

superficial veins of limbs 四肢浅静脉

tourniquet 止血带

【病例】

患者蔡某，女性，30 岁，因异位妊娠破裂后大量输血，患者出现手足抽搐、血压下降。医嘱：10% 葡萄糖酸钙 10mL+10% 葡萄糖注射液 10mL，静脉注射，立即执行。

重点·笔记

10% 葡萄糖酸钙注射液 10mL 需用等量 10% 的葡萄糖溶液稀释后，缓慢注射，每分钟不超过 5mL。

【医嘱单】

临 时 医 嘱 单

姓名：[redacted]　性别：女　年龄：30 岁　科室：妇科　住院号：[redacted]　床号：5 床

起始		医嘱内容	医生签名	护士签名	执行时间	执行者签名
日期	时间					
09-20	10：00	10%葡萄糖酸钙 10ml IV　St.	[redacted]	[redacted]		
09-20	10：00	10%葡萄糖注射液 10ml IV　St.	[redacted]	[redacted]		

【操作前准备】

1. 患者

查对：床号、姓名、腕带、床头卡。

评估：患者的病情、治疗情况、用药史及过敏史；意识、肢体活动能力、对用药的认知及合作程度；穿刺部位皮肤、静脉充盈度及管壁弹性。

解释：解释静脉注射的目的、方法、注意事项及配合要点，药物的作用及副作用。

体位：体位舒适，充分暴露注射部位方便操作。

2. 环境

环境安静、清洁，光线充足、室温适宜，必要时屏风遮挡。

3. 护士准备

衣帽整洁，修剪指甲，洗手，戴口罩。

4. 用物准备

（1）治疗车上层（图 26-1）：①注射盘、无菌棉签、皮肤消毒液（安尔碘、75% 乙醇）、砂轮、启瓶器、不锈钢弯盘、止

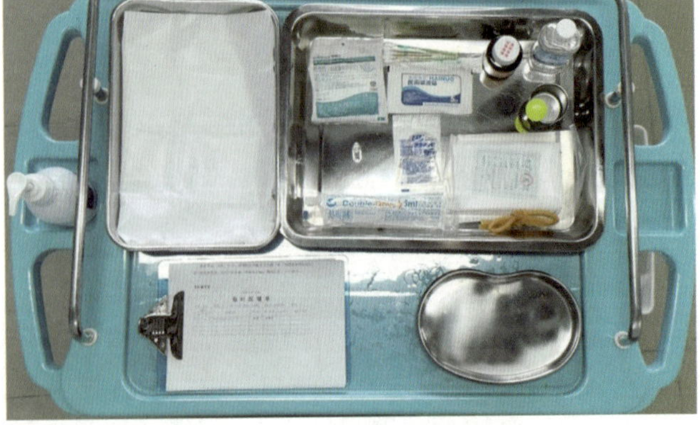

图 26-1　静脉注射用物准备

血带、无菌治疗巾、头皮针、胶布。②无菌盘、无菌治疗巾、注射器（视药量而定）、注射药物。③医嘱卡、快速手消毒液、一次性橡胶手套、无菌手套（股静脉注射使用）。

（2）治疗车下层：生活垃圾桶、医用垃圾桶、锐器盒。

【操作步骤】

➡ 配置药液

1. 查对

核对医嘱单、治疗卡、给药便签（床号、姓名、药名、浓度、剂量、给药时间、给药方法、药物有效期）。

2. 洗手，戴口罩

按七步洗手法洗手，戴口罩。

3. 铺无菌盘

将无菌治疗巾铺于无菌治疗盘上。

4. 抽吸药液

选用合适注射器和针头，根据药物抽吸法抽取所需药液。

5. 核对妥放

再次核对（床号、姓名、药名、浓度、剂量、给药时间、给药方法、药物有效期），核对无误后签字，将注射药物妥善放置于无菌盘中。

6. 洗手，脱口罩

按七步洗手法洗手，脱口罩。

➡ 实施注射

1. 查对

推车至床旁，核对患者床号、姓名、腕带、床头卡。

2. 摆放体位

选择合适的注射部位，协助患者采取舒适体位。

3. 洗手，戴口罩

按七步洗手法洗手，戴口罩。

4. 选择静脉

戴手套→选择合适静脉，在穿刺部位下方放置无菌治疗巾，穿刺部位上方约6cm处扎紧止血带→嘱患者握拳（上肢注射时）。

重点·笔记

抽吸好药液后针头可更换为头皮针。

重点·笔记

注射刺激性强药物时，穿刺时使用抽有生理盐水的注射器，待证实针头在静脉内再换抽有药物的注射器进行推药（针头或头皮针不换），以免药液外溢导致组织坏死。

若穿刺失败需拔针，注意要松止血带、松拳，将干棉签放于穿刺点上方后再拔针。

5. 严格消毒

安尔碘常规消毒局部皮肤2次→待干（若使用头皮针则需备胶布）。

6. 二次核对

床号、姓名、药物名称、浓度、剂量、给药时间、方法及药物有效期。

7. 排气进针

取干棉签，排尽注射器内空气（若使用头皮针则连接头皮针后排尽空气）→左手拇指绷紧静脉下端皮肤，右手持注射器，示指固定针栓（若使用头皮针则手持头皮针小翼），针尖斜面朝上，与皮肤呈15°~30°穿刺，见回血后沿静脉进针少许。

8. 两松一固定

松止血带，松拳，固定针头（如为头皮针则用胶布固定）。

9. 缓慢推药

缓慢推药（必要时试抽回血，以检查针头是否仍在静脉内），同时观察患者反应。

10. 快速拔针

推药完毕后，将棉签放于穿刺点上方，迅速拔针后按压至不出血为止→处理针头和注射器。

11. 再次核对

床号、姓名、药物名称、浓度、剂量、给药时间及方法。

12. 整理记录

询问患者感受，协助患者取舒适体位；进行健康宣教；感谢患者配合；整理用物，洗手，脱口罩，记录。

13. 时间要求

静脉注射要求8分钟内完成（从备物前洗手开始至推车离开）。

【注意事项】

1. 严格执行查对制度和无菌操作制度。

2. 长期静脉注射者要保护血管，应有计划地由远心端向近心端选择静脉。

3. 股静脉注射时如误入股动脉，应立即拔出针头，用无菌纱

重点·笔记

布紧压穿刺处 5 ~ 10 分钟，直至无出血为止。

4. 根据病情、药物性质，掌握推药速度，并随时听取患者的主诉，若需要长时间、微量、均匀、精准注射，可采用微量注射泵，更为安全可靠。

5. 静脉穿刺时，皮肤和血管壁存在两处穿刺点，且两穿刺点之间有一定距离。若拔针后按压不当，极易造成皮肤穿刺点出血或血管壁穿刺点渗血引起皮下淤血。护士可指导患者将棉签沿着血管的纵行方向进行按压（棉签与血管平行），可有效同时压迫两处穿刺点。

【知识拓展】

不同类型注射法比较

注射法	注射部位	进针角度	注意事项
皮内注射（ID）	药物过敏试验：前臂掌侧下段 卡介苗接种：上臂三角肌下缘	5°	做过敏试验需备 0.1% 盐酸肾上腺素；忌用碘酊消毒；拔针后勿用棉签按压
皮下注射（H）	预防接种：上臂三角肌下缘 胰岛素注射：腹部	30°~40°	少于 1mL 的药液用 1mL 注射器抽吸；进针角度不宜超过 45°
肌内注射（IM）	臀大肌 2 岁以下小儿选臀中、臀小肌等	90°	2 岁以下婴幼儿不宜进行臀大肌注射
静脉注射（IV）	长期静脉注射者首选外周静脉	15°~30°	注射强烈刺激的药物，注射前先注入少量生理盐水证实针头在血管内

【护考考点】

1. 静脉注射的操作要点。
2. 选择合适的静脉注射部位。
3. 常用静脉注射的药物以及禁忌静脉注射药物。
4. 静脉注射失败的常见原因及处理对策。
5. 采用适当的方法尽可能减少患者疼痛、促进舒适。

重点·笔记

【测试题】

扫码练习

【评价标准】

静脉注射法操作质量标准

项目	操作质量标准
评估	·通过查看床头卡和腕带，认真查对床号、姓名、住院号 ·全面评估患者（病情、治疗情况及药物过敏史；意识、肢体活动能力、对药物的认知及合作情况） ·评估患者对操作的认知情况，并充分告知患者 ·准确告知操作目的，患者能够充分理解并同意 ·解释操作方法、可能出现的不适及配合操作的方法准确，取得患者配合 ·评估患者穿刺部位皮肤有无瘢痕和感染、血管弹性情况等
准备	·着装整齐，指甲修剪干净 ·环境满足操作需要 ·洗手，戴口罩 ·物品准备齐全，质量合格，无菌原则抽吸药液
实施	·再次查对 ·洗手，戴口罩 ·暴露穿刺部位，选择适宜静脉（注意沟通、动作轻柔） ·垫巾、扎止血带、握拳（注意沟通） ·按照无菌原则消毒（方法、范围） ·根据医嘱再次查对患者及药物 ·排气方法正确，无空气 ·静脉穿刺手法、角度、深度正确（一针见血） ·回血后松止血带、松拳（注意沟通）、固定针头 ·推药方法正确、速度适宜，观察患者反应 ·拔针方法正确，干棉签按压至不出血（注意沟通）

续表

项目	操作质量标准
实施	·拔针后及时处理针头，防止针刺伤 ·操作后再次查对 ·在注射卡上记录执行时间、姓名，记录准确，完整 ·询问患者的感受 ·交代注意事项全面 ·用物整理规范 ·根据病情进行健康宣教
效果评价	·在规定时间内完成操作 ·操作熟练、流畅，动作轻柔，应变能力强 ·全程与患者沟通交流，富有真情实感 ·语言、动作符合专业规范 ·具备爱伤观念 ·严格遵守查对原则、无菌原则 ·注意人文关怀，沟通时面带微笑，称呼合适，用语亲切

（张　瑶）

重点·笔记

第二十七章　静脉输液法

【操作目的】

1. 维持水、电解质及酸碱平衡，预防和纠正水、电解质及酸碱平衡紊乱。

2. 增加血容量，改善微循环，维持血压及微循环灌注量。

3. 补充营养，供给热量，促进组织修复，维持正氮平衡。

4. 输入药物，治疗疾病。

【常用英文词汇】

intravenous infusion 静脉输液　　vein 静脉
crystalloid solution 晶体溶液　　shock 休克
colloidal solution 胶体溶液　　medicine 药物
malnutrition 营养不良　　allergy 过敏
transfusion reaction 输液反应　　scalp needle 头皮针
water and electrolyte balance 水电解质平衡　　sterile 无菌的

【病例】

患者赵某，男性，23岁。1天前因暴饮暴食饮酒后，突然出现腰部剧烈疼痛，同时伴头痛、呕吐。拟以“急性胰腺炎”急诊收治入院。现生命体征平稳。医嘱：0.9%氯化钠注射液250mL+庆大霉素8万U i.v.gtt. b.i.d.。请执行医嘱。

【医嘱单】

临时医嘱单

姓名：[redacted]　性别：男　年龄：23岁　科室：消化内科　住院号：[redacted]　床号：8床

起始		医嘱内容	医生签名	护士签名	执行时间	执行者签名
日期	时间					
10-01	09:00	庆大霉素8万U　i.v. gtt. b. i. d.	[redacted]	[redacted]		
10-01	09:00	0.9%氯化钠注射液250ml　i.v. gtt. b. i. d.	[redacted]	[redacted]		

输液记录单

姓名：[redacted]	性别：男	住院号：[redacted]	核对者：
年龄：23 岁	床号：8 床	科室：消化内科	日期：2024-10-01

药名	剂量	用法	频率	执行时间	滴速 gtt/min	执行者签名
庆大霉素	8 万 u	i.v.gtt.	b.i.d.			
0.9%氯化钠注射液	250ml	i.v.gtt.	b.i.d.			

输液巡视	巡视时间	滴速 gtt/min	巡视者签名

拔管时间：　　　　拔管人：

【操作前准备】

1. 患者

查对：床号、姓名、腕带、床头卡。

评估：患者的年龄、病情、营养状况、心理社会情况及配合程度；穿刺肢体活动度、穿刺部位皮肤和血管状况；输液前排尿等。

解释：输液目的、意义、方法、注意事项及配合要点。

体位：体位舒适，方便操作。

评估患者前双人核对医嘱。核对人签名在输液记录单。

2. 环境准备

环境整洁、安全，周围安静、舒适，备输液架。

3. 护士准备

衣帽整洁，修剪指甲，洗手，戴口罩。

4. 用物准备

（1）治疗车上层：药物（遵医嘱）、输液器、加药注射器、皮肤消毒液（安尔碘、75% 乙醇）、棉签、快速手消毒液、输液贴、瓶口贴、给药便签、弯盘、砂轮、启瓶器、医嘱单、输液记录单、必要时备绷带和夹板（图 27-1）。静脉留置针输液需另外备留置针、无菌透明敷贴和封管液。

调节输液架至足够高度。

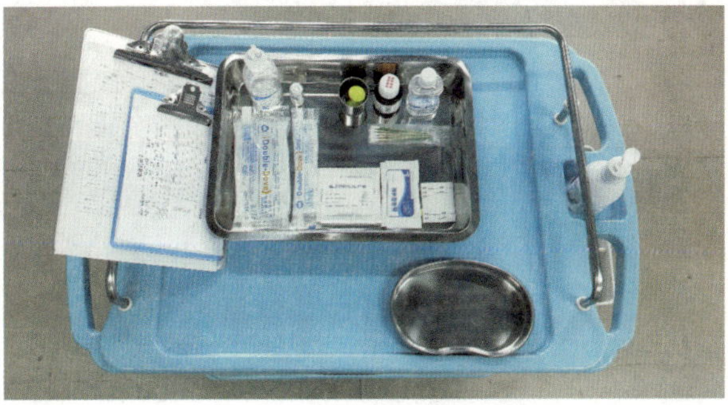

图 27-1　静脉输液用物准备

重点·笔记

（2）治疗车内：止血带、静脉小垫枕、无菌治疗巾。

（3）治疗车下层：锐器盒、生活垃圾桶、医用垃圾桶。

【操作步骤】

加药

1. 核对

洗手，戴口罩。检查药物、用物，将给药便签倒贴在输液瓶上。

注意给药便签勿覆盖原有标签。

2. 加药

（1）掰开输液瓶其中一个瓶盖（若为袋状液体，取下“拉环”），安尔碘消毒 1 次。

（2）按医嘱加药完毕（若为袋状液体，需贴瓶口贴），双人核对。脱口罩。

双人核对后，签全名在给药便签。

头皮针静脉输液

1. 核对

（1）携用物至患者床旁。

（2）核对患者姓名、床号、手腕带，再次解释操作目的及意义。

（3）协助患者取舒适体位。洗手，戴口罩。

（4）核对药名、浓度、剂量、用法、时间、药品有效期。

2. 挂输液瓶、排气

（1）掰开输液瓶另一个瓶盖（若为袋状液体，取下瓶口贴），消毒输液瓶口。

打开输液器包装前，需检查质量，固定针头。

（2）打开输液器包装，关闭调节器，将输液器插头插入输液瓶瓶塞（图 27-2）。

插入输液器插头时注意保持插头无菌。

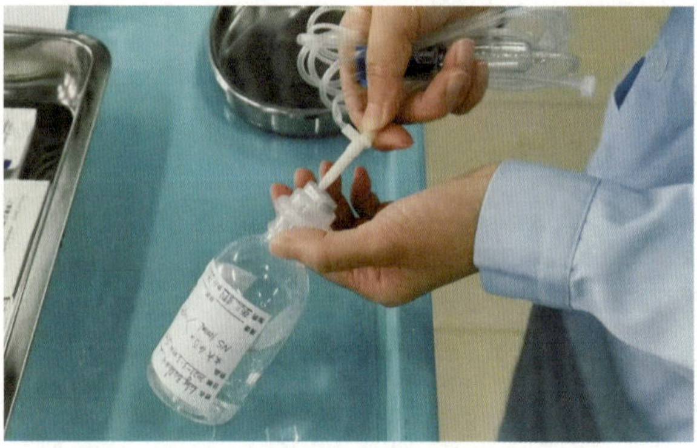

图 27-2 插入输液器插头

（3）将输液瓶挂于输液架上。

（4）倒置茂菲滴管至液面达到滴管的 1/2~2/3 时，迅速转正滴管（图 27-3）。

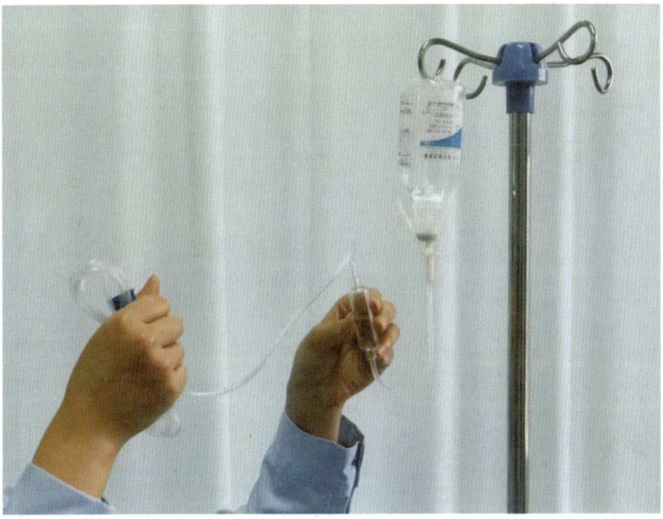

图 27-3 倒置茂菲滴管

（5）打开调节器，使液面缓慢下降至头皮针细管，关闭调节器。

（6）排查输液管气泡（图 27-4）。

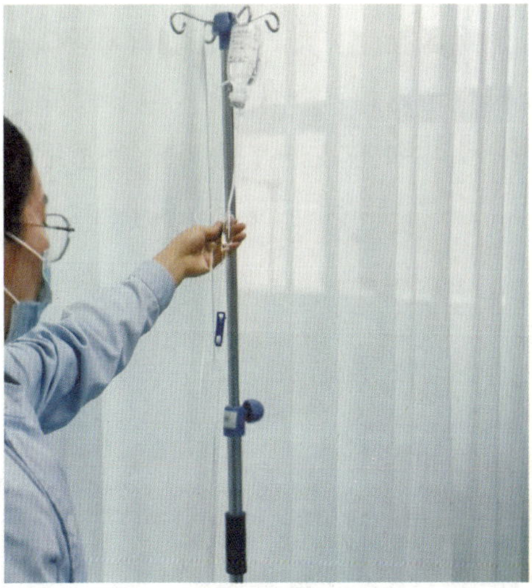

图 27-4 排查输液管气泡

（7）将输液管末端悬挂在输液架上。

重点·笔记

如果茂菲滴管下端输液管内有气泡，可轻弹输液管，将气泡弹至茂菲滴管内。

挂输液管末端时注意输液管末端应悬空，注意保持无菌。

重点·笔记

穿刺部位选择应避开关节和静脉瓣。

注意止血带尾端向上，并及时松开止血带。

患者握拳松紧适宜，以充分暴露静脉为佳。

进针可适当加大角度至 60°。

见回血后再进针使针尖斜面完全没入静脉。

3. 选择穿刺部位、消毒皮肤

（1）选择穿刺部位，按需铺无菌巾、放输液小垫枕，使用止血带选择穿刺血管。

（2）以选定穿刺点为中心，直径大于 5cm 安尔碘消毒皮肤 2 遍（图 27-5）。待干，备输液贴。

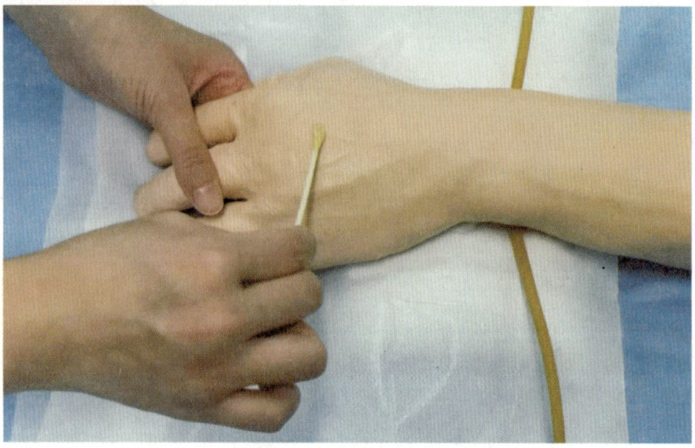

图 27-5　消毒皮肤

4. 第二次核对

消毒部位待干期间，第二次核对患者床号、姓名、药名、浓度、剂量、用法、时间、药品有效期。

5. 静脉穿刺

（1）避开消毒区扎止血带，嘱患者握拳。

（2）再次排气至弯盘。

（3）穿刺：头皮针与皮肤呈适当角度进针→见回血后再顺静脉方向进针少许→右手拇指固定针头（图 27-6）。

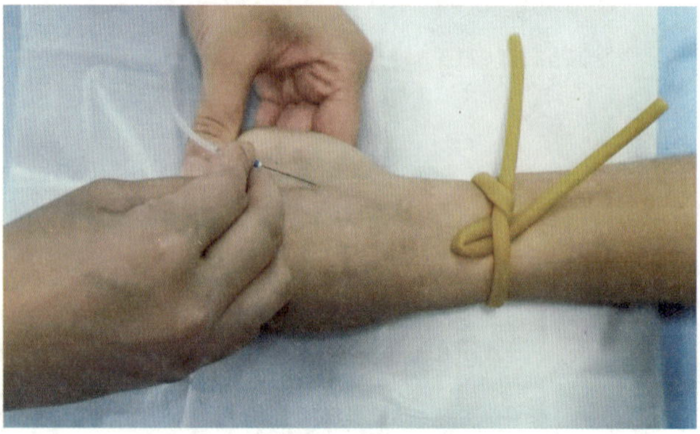

图 27-6　穿刺静脉

（4）左手松止血带，嘱患者松拳，松调节器。

6. 固定、调速

（1）固定：待液体滴入通畅、患者无不适反应，用输液贴保护、固定针头（图 27-7）。

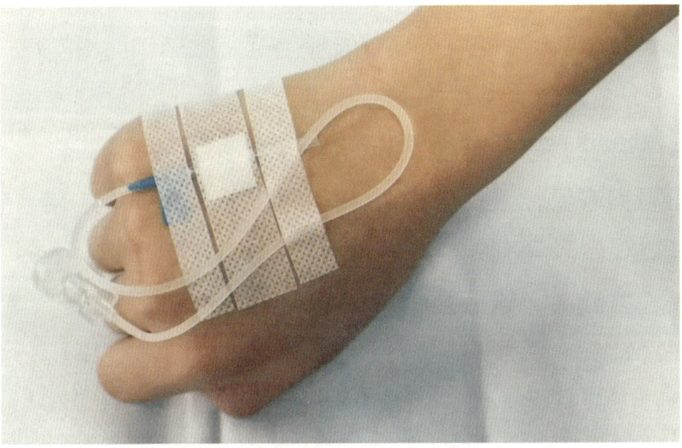

图 27-7　用输液敷贴保护、固定针头

（2）调速：根据患者病情、年龄、药物性质、输液量调速（图 27-8）。

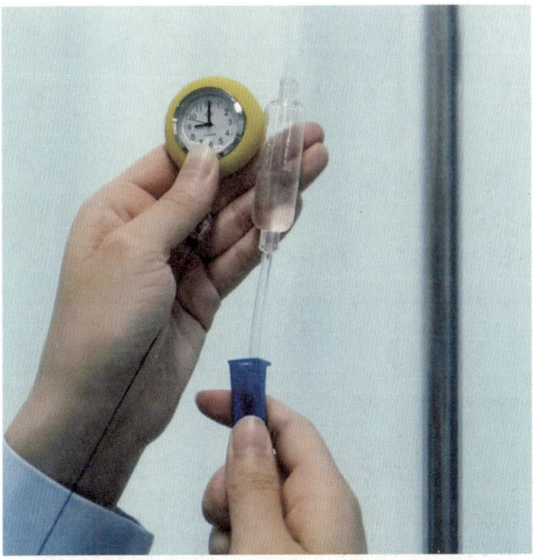

图 27-8　调节滴速

7. 第三次核对

第三次核对患者床号、姓名、药名、浓度、剂量、用法、时间、药品有效期。

重点·笔记

固定顺序为：针柄→针眼→输液管。

滴速：一般成人 40~60 滴 / 分；儿童 20~40 滴 / 分。

重点·笔记

8. **整理用物、记录**

（1）撤去止血带、治疗巾和静脉小垫枕；协助患者取舒适体位；整理床单位。

（2）用物分类整理。

（3）洗手，脱口罩。

（4）观察输液反应（局部及全身），交代注意事项。

（5）在输液记录单记录、签名。

输液过程中巡视

1. **观察有无输液反应**

密切观察患者有无出现输液反应。

2. **观察针头、输液管**

观察针头有无脱出、移位，输液管有无扭曲、受压，滴入是否顺畅，溶液有无外溢，输液瓶余量。

3. **记录**

记录在输液记录单上。

输液完毕后的处理

1. **关闭**

确认输液完毕后，关闭输液器。

2. **拔针**

轻揭输液贴，轻压穿刺点上方，快速拔针（图27-9）。

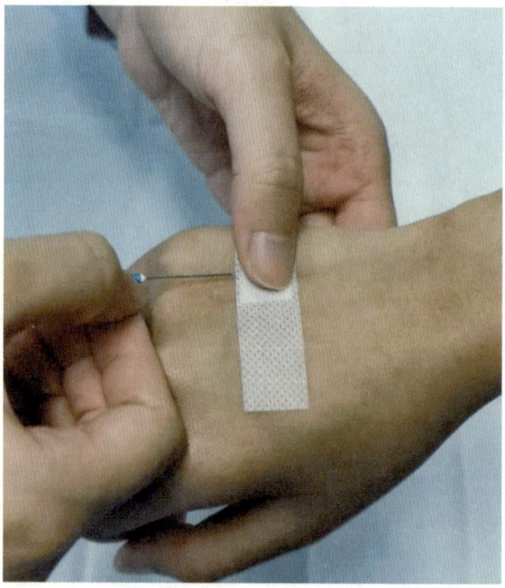

图27-9　拔针

3. 按压

局部按压 1~2 分钟（直至无出血为止）。

4. 处理针与输液器

将头皮针与输液器插头剪至锐器盒。

5. 安置体位

协助患者活动穿刺肢体，协助患者取舒适体位。

6. 整理

整理床单位，清理用物。

7. 记录

洗手，记录输液记录单并收回。

8. 时间要求

静脉输液操作要求 14 分钟内完成（从洗手戴口罩到洗手脱口罩）。

➡ 静脉输液（留置针）

· 前面部分同头皮针输液法：至挂好输液管。

1. 选择穿刺部位、消毒皮肤

（1）选择穿刺部位，按需铺无菌巾、放输液小垫枕；在穿刺点上方 10cm 处扎止血带选择穿刺血管。

（2）以选定穿刺点为中心，直径大于 8cm 安尔碘 2 遍消毒皮肤。

2. 第二次核对

消毒部位待干期间，第二次核对患者床号、姓名、药名、浓度、剂量、用法、时间、药品有效期；备胶布及透明敷贴。

3. 连接留置针和输液器

（1）取出留置针，检查质量。

（2）消毒留置针胶塞（视情况），将输液器头皮针与肝素帽连接。

（3）第 2 次排气。

4. 静脉穿刺

（1）再次扎止血带。

（2）检查质量：取下留置针针套，旋转外套管，调整针尖斜面；第 3 次排气。

（3）进针：护士左手固定静脉，右手拇指与示指夹住留置

重点·笔记

交代患者不随意调动输液速度，不缠绕或挤压输液管，同时注意穿刺点皮肤变化。

注意及时松开止血带。

患者握拳松紧适宜，以充分暴露静脉为佳。

右进 0.2→右退 0.2→左进全。

重点·笔记

注意及时松开止血带。

注意以穿刺点为中心无张力贴敷贴，完全覆盖隔离塞。

敷贴塑形：捏→抚→压。

针两翼，针头与皮肤呈适当角度进针（图27-10）。见回血后压低角度（放平针翼），顺静脉走行再继续进针0.2cm。

（4）送外套管：左手固定针座，右手退出针芯约0.2~0.5cm，左手持针座将针芯与外套管一起全部送入静脉内。

（5）松止血带，嘱患者松拳，松调节器。

（6）退针芯：左手固定Y形管，右手迅速将针芯抽出放于锐器收集盒中。

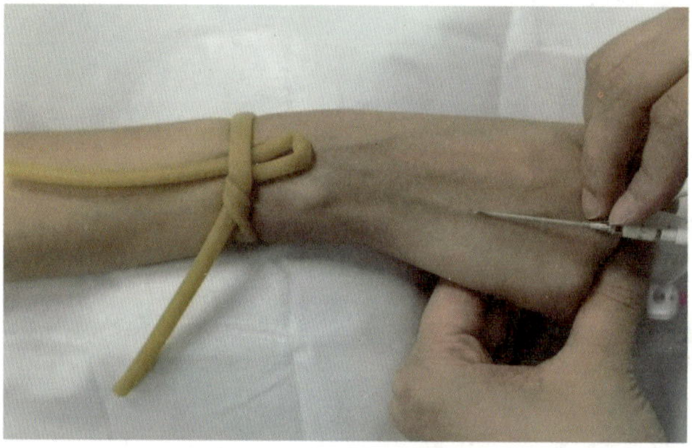

图27-10 留置针穿刺静脉

5. 敷贴固定、调速

（1）用无菌透明敷贴密闭式固定留置针（图27-11），注明置管日期和时间，护士签名；再用胶布妥善固定留置针延长管和插入肝素帽内的输液器针头（图27-12）。

（2）根据患者病情、年龄、药物性质、输液量调速。

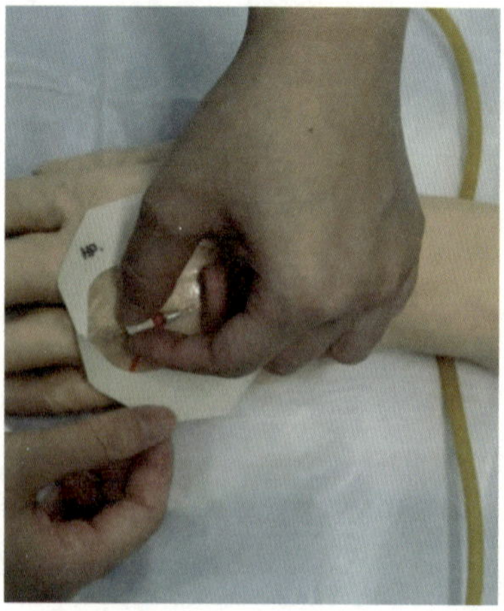

图27-11 用无菌透明敷贴密闭式固定留置针

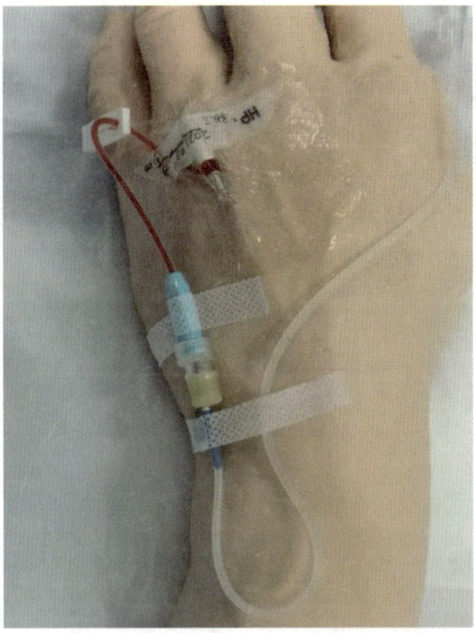

图 27-12　用胶布妥善固定输液器针头及输液管

重点 · 笔记

注意固定：高举平台；U 形；高于尖端。

6. 第三次核对

第三次核对患者床号、姓名、药名、浓度、剂量、用法、时间、药品有效期。

7. 操作后处理

（1）撤去止血带、治疗巾和静脉小垫枕；协助患者取舒适体位；整理床单位。

（2）用物分类整理。

（3）洗手，脱口罩。

（4）观察输液反应（局部及全身），交代注意事项。

（5）在输液记录单记录、签名。

交代患者不随意调动输液速度，不缠绕或挤压输液管，同时注意穿刺点皮肤变化。

8. 输液过程中巡视

（1）密切观察患者有无出现输液反应。

（2）观察针头有无脱出、移位，输液管有无扭曲、受压，滴入是否顺畅，溶液有无外溢，输液瓶余量。

（3）记录在输液记录单上。

9. 暂停输液，封管

（1）关闭调节器，分离留置针与输液器。

（2）连接头皮针与封管液注射器，用注射器推注封管液（图 27-13）。

（3）用止水夹在近端卡住延长管，拔针。

分离注意保留头皮针。

封管：脉冲 + 正压。

重点·笔记

注意固定：高举平台；U形；高于尖端。

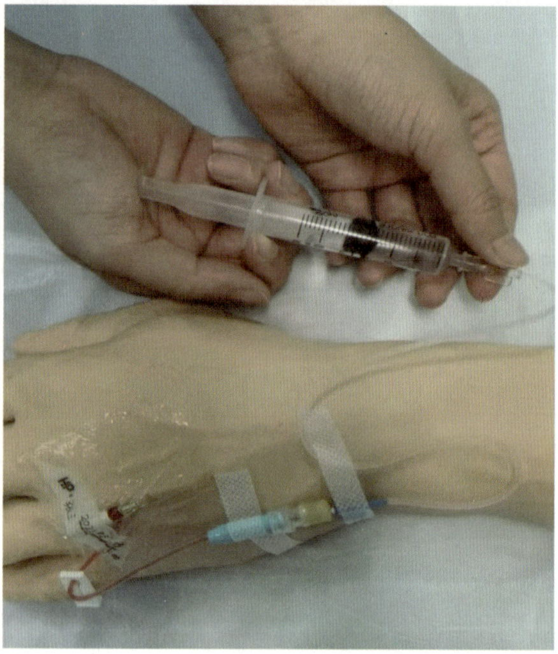

图 27-13 封管

10. 再次输液处理

（1）核对胶布上的日期和时间。

（2）安尔碘消毒肝素帽胶塞；将静脉输液头皮针针头插入肝素帽内。

11. 停止输液后处理

（1）确认输液完毕后，关闭输液器。

（2）轻揭胶布和输液敷贴，轻压穿刺点上方。

（3）快速拔针，局部按压直至无出血为止。

（4）将头皮针与输液器插头剪至锐器盒。

（5）协助患者活动穿刺肢体，协助患者取舒适体位。

（6）整理床单位，清理用物。洗手，脱口罩；宣教；记录输液记录单并收回。

12. 评价

（1）询问患者感受。

（2）静脉输液效果。

【注意事项】

1. 严格执行核对制度和无菌操作原则。

重点·笔记

2. 合理选择静脉：所选择的静脉应粗而直、弹性好，易于触及，充盈良好，相对固定，同时要避开关节和静脉瓣。如需长期输液者，应注意保护和合理、有计划地使用静脉，一般从远端小静脉开始。

3. 注意药物配伍禁忌：根据用药原则、患者的病情以及药物性质，遵医嘱，有计划地、合理地安排药物输入顺序，尽快达到治疗效果。

4. 确保针头在血管内方可输入药液，以免造成组织损伤，增加患者痛苦。

5. 根据病情、年龄、药物性质调节输液速度。一般成人滴速为 40~60 滴 / 分，儿童滴速为 20~40 滴 / 分；对年老体弱、婴幼儿、心肺肾功能不良者及输注刺激性较强的药物时速度宜慢；对严重脱水、血容量不足、心肺功能良好者输注速度可适当加快。

6. 输液过程中加强巡视，耐心倾听患者主诉，严密观察患者局部及全身反应，及时处理输液故障或输液反应。

7. 连续输液 24 小时以上者，须每日更换输液器。

8. 防止空气栓塞：输液前要注意排尽输液管及针头的空气，输液过程中要及时更换输液瓶，输液完毕要及时拔针；加压输液要专人照护，严防空气栓塞。

【知识拓展】

静脉留置针相关静脉炎的预防和处理

静脉炎是静脉留置针最常见的不良反应。相关研究总结了预防及处理静脉炎、静脉导管留置时间和留置部位的护理干预措施。①静脉导管的维护和管理：建议在给药前后使用生理盐水（NS），通过正压技术进行间歇性冲洗；预防和治疗静脉炎可用芦荟、洋甘菊、仙陈等；如患者出现静脉炎、感染或导管堵塞时拔除外周静脉导管；避免在关节区域、手腕和肘窝置入静脉留置针，因为其与导管移动相关的机械性静脉炎的发生率较高。②无菌操作：使用浓度超过 >0.5% 的洗必泰酒精溶液或 2% 的洗必泰水溶液进行消毒。如果出现过敏反应，可以使用碘溶液或 70% 乙醇进行消毒。③敷贴：使用无菌、透明、半渗透性黏性敷料进行敷贴；至少每 7 天更换 1 次敷料；如果导管部位敷料变湿、松动或明显脏污，则更换导管部位敷料。。

重点·笔记

【护考考点】

1. 静脉穿刺前扎止血带的位置。
2. 溶液不滴的判断及处理。
3. 茂菲滴管内液面过低或过高时的处理方法。
4. 输液时间及速度的计算。
5. 静脉输液的目的。
6. 留置针静脉输液的并发症。
7. 留置针静脉输液的封管方式及封管液选择。

【测试题】

扫码练习

【评价标准】

静脉输液操作质量标准

项目	操作质量标准
评估	· 认真查对患者姓名、床号、腕带 · 全面评估患者（病情、意识、心理、认知及合作程度） · 告知操作目的，解释操作方法、可能出现的不适及配合操作的方法 · 评估穿刺肢体活动度、血管和皮肤状况 · 人文关怀：二便情况
准备	· 护士衣帽整洁，修剪指甲，洗手，戴口罩 · 环境满足操作需要，整洁、安全、安静、舒适 · 物品准备齐全，性能完好，放置合理
实施	· 检查药物、用物，方法正确，质量合格 · 将输液贴倒贴在输液瓶上 · 加药，请人核对，签名 · 第一次核对 · 洗手，戴口罩

重点·笔记

续表

项目	操作质量标准
实施	· 连接输液器与输液瓶，注意无菌 · 正确排气 · 排查输液管气泡 · 悬挂输液管末端，注意无菌 · 使用止血带选择穿刺血管，及时松开止血带；正确消毒皮肤 · 第二次核对 · 避开消毒区扎止血带，嘱患者握拳；再次排气 · 穿刺：进针角度合适，手法正确 · 左手松止血带，嘱患者松拳，打开调节器 · 固定：用输液敷贴保护、妥善固定针头，方法正确 · 正确调速 · 第三次核对 · 观察输液反应（局部及全身），交代注意事项 · 协助患者取舒适体位，整理床单位 · 撤去止血带、治疗巾和小垫枕，用物分类整理 · 洗手，输液记录单记录、签名 · 输液巡视，记录在输液记录单 · 确认输液完毕后，关闭输液器，正确拔针 · 健康教育；整理床单位，清理用物 · 洗手记录，收回输液记录单
评价	· 在规定时间内完成操作 · 操作熟练、流畅，动作轻柔，应变能力强 · 全程与患者沟通交流，富有真情实感 · 语言、动作符合专业规范 · 具备爱伤观念 · 严格遵守查对原则、无菌原则 · 注意人文关怀，沟通时面带微笑，称呼合适，用语亲切

（刘　珂）

重点·笔记

第二十八章　静脉输血法

【操作目的】

1. 补充血容量。
2. 纠正贫血。
3. 补充血浆蛋白。
4. 补充各种凝血因子和血小板。
5. 补充抗体、补体等血液成分。
6. 排除有害物质。

【常用英文词汇】

blood transfusion 静脉输血
whole blood 全血
plasma 血浆
red blood cell 红细胞
blood group 血型
cross-matching test 交叉配血试验

【病例】

患者张某，女性，56岁，肺癌晚期，左肺上叶切除术术后，多次化疗后肺部感染。入院治疗。患者神志清楚，抑郁，生命体征平稳，贫血貌。查血常规示：血红蛋白56g/L。

医嘱：输血，浓缩红细胞悬液100mL，查血型，做交叉配血试验。请护士为患者做好输血前的准备，开放静脉后输血。

重点·笔记

【医嘱单】

临 时 医 嘱 单

姓名：[redacted]　性别：女　年龄：56 岁　科室：肿瘤科　住院号：2[redacted]　床号：1

起始		医嘱内容	医生签名	护士签名	执行时间	执行者签名
日期	时间					
04-28	09：00	静脉血：血常规	[redacted]	[redacted]	202*-04-28 09:10	[redacted]
04-28	10：00	备血：备同型浓缩红细胞 1U，备血申请	[redacted]	[redacted]	202*-04-28 10:10	[redacted]
04-28	10：00	采集静脉血：交叉配血试验	[redacted]	[redacted]	202*-04-28 10:10	[redacted]
04-28	10：00	采集静脉血：血型检测	[redacted]	[redacted]	202*-04-28 10:10	[redacted]
04-29	09：00	输血：输注同型（O 型/RhD 阳性）浓缩红细胞 1U i.v.gtt St.	[redacted]	[redacted]		
04-29	09：00	0.9%氯化钠 100ml，冲管用（输血前后）	[redacted]	[redacted]		

【操作前准备】

1. 患者

查对：床号、姓名、腕带、床头卡。

评估：患者病情、治疗情况、输血史、过敏史；注射部位皮肤及血管状况；意识状态、心理状态（情绪稳定）、合作程度（愿意配合）；排空大小便；评估生命体征（测体温、脉搏、呼吸、血压）、是否签署知情同意书。

解释：解释输血目的、注意事项、可能出现的不适及配合要点。

体位：体位舒适，充分暴露注射部位方便操作。

评估患者前，先进行医嘱处理，生成药物执行单和给药便签（输血便签 1 张、冲管便签 1 张，两护士三单核对，在药物执行单上双人签字，签转抄时间）；护士携药物执行单和医嘱单（看血型检测结果和知情同意书）去评估患者。

2. 环境

室温适宜、光线充足，环境安静、清洁；半小时无人打扫、无扬尘，备输液架。

3. 护士准备

衣帽整洁，修剪指甲，洗手，戴口罩。

4. 用物准备

（1）注射盘：皮肤消毒液（安尔碘、75% 乙醇）、棉签、无菌纱布、不锈钢弯盘、给药便签（输血便签、冲管便签）、胶布、一次性输血器、无菌治疗巾、血液制品（遵医嘱准备）、0.9% 氯化钠溶液 100mL（图 28-1）。

须用无菌治疗巾铺无菌盘，放置核对完成的血袋。

重点·笔记

输血前准备流程：

1. 备血：血标本采集的检验申请单 + 输血申请单。

2. 取血：凭取血单去血库取血，血袋置于取血箱中，同时取回“发血报告单（含输血巡视单）”。

3. 输血前准备流程：查对。

血袋号需核对两项内容：

献血码：13 位；

产品码：带字母的 8 位。

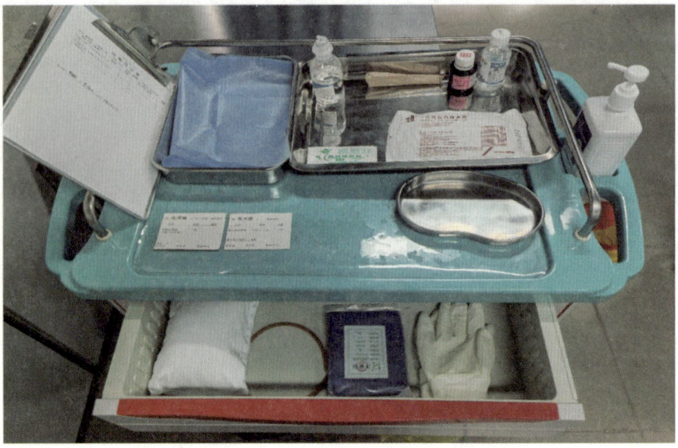

图 28-1　静脉输血用物准备

（2）血制品准备：双人核对医嘱、药物执行单、发血报告单（含输血安全记录单）、血型化验单、血袋信息，内容包括：床号、姓名、性别、年龄、住院号、病房 / 门急诊、血型、血袋号、交叉配血实验结果、血液有效期、保存血外观。双人核对完毕的血袋，撕下血袋上的血液标签，贴在发血报告单上，还需贴上“输血便签”，双人签名，签时间；冲管盐水贴上“冲管便签”，签名，签时间（图 28-2~ 图 28-4）。

发血报告单

姓名：　性别：女　年龄：56 岁　科室：肿瘤科　住院号：

复检 ABO 血型：0 型　复检 Rh 血型：+ 性　申请 ABO 血型：0 型　申请 Rh 血型：+ 性

血液特殊要求：

输血记录：（血型）　（血袋条号码）　（规格）　（供血种类）

0 RhD(+)　　1U　浓缩红细胞

交叉配血试验结果：主侧：相合．次侧：相合　配血者　配血日期　7:00

不规则抗体筛查结果：/　直接抗人球试验：/

发血者　发血时间　9:20　取血者　取血时间　9:25

备注：血液一经发出，一律不得退回，此单需入病历。

图 28-2　发血报告单

药 物 执 行 单

姓名：　性别：女　年龄：56 岁　科室：肿瘤科　住院号：

项目名称（规格）	用量	频次	执行时间/签名	嘱托
同型（O 型 RhD 阳性）浓缩红细胞 1U ivgtt st	1U	1		
0.9%氯化钠 100ml，冲管用（输血前后）	100ml	once		

核对签名________ / ________时间 ____________

图 28-3　药物执行单

重点·笔记

输血安全记录单

姓名：[redacted]　性别：女　年龄：56 岁　科室：肿瘤科　住院号：[redacted]

输血观察	巡视内容					巡视时间	巡视签名
输血执行时	生命体征	T	BP	P	R		
	滴速						
	患者局部/全身情况						
输血 15min 时	生命体征	T	BP	P	R		
	滴速						
	患者局部/全身情况						
…							
…							
输血完毕	生命体征	T	BP	P	R		
	滴速						
	患者局部/全身情况						
不良反应的观察（若有）	症状						
	处理						
输血后查对	查对患者姓名、住院号、身份证号、血型、血制品种类、剂量无误						
	正确处理血袋、送回血库						

图 28-4　输血安全记录单

（3）其他：静脉小垫枕、止血带、一次性橡胶手套、输液架、快速手消毒液、锐器盒、医用垃圾桶、生活垃圾桶。

【操作步骤】

➡ 实施注射

1. 双人核对

推车至床旁，双人核对患者床号、姓名、性别、年龄、住院号、病房 / 门急诊、血型、血袋号、血液有效期、交叉配血试验结果、保存血的外观。

注意：血制品准备过程中的核对为双人核对，床旁操作前的第一次核对为双人核对，操作中的核对和操作后的核对及巡视的核对都为单人核对。

交叉配血结果：主侧必须相合，次侧原则上为相合，若不相和需加强观察和巡视。

2. 摆放体位

选择合适的穿刺部位，协助患者采取舒适体位。

常用穿刺部位：四肢浅静脉、颈外静脉、锁骨下静脉。急症输血时可以采用肘部静脉。

3. 洗手，戴口罩

按七步洗手法洗手，戴口罩。

4. 建立通路

按密闭静脉输液操作建立静脉通道，输入少量生理盐水（详细操作步骤见“第二十六章　静脉注射法”）。

生理盐水冲管，输注速度可稍快，可为 60 滴 / 分。

5. 消毒血袋封口

戴手套→轻轻摇匀血液→常规消毒血袋封口处 1 次。

6. 二次核对

再次核对床号、姓名、性别、年龄、住院号、病房 / 门急诊、

重点·笔记

开始输血时速度不宜超过 20 滴 / 分。

床旁记录的内容有:

1. 输血巡视单：在输血执行时一栏，记录评估时测得的生命体征，记录此时的滴速，输血后的局部全身情况。双人签字签时间。输血巡视单挂在患者床旁输液架上。

2. 药物执行单：记录冲管时间和输血时间并签名。

输血巡视，输血开始至第一次巡视时间间隔不超过 15 分钟。

若有输血反应，须记录症状和处理结果（如调慢滴速、暂停输注或停止输血，并填写“输血不良反应反馈单”交回血库）。

血型、血袋号、血液有效期、交叉配血试验结果、保存血的外观。

7. 连接血袋

将输血器针头从生理盐水瓶拔出，插入血袋的输血接口→缓慢将血袋倒挂于输液架上。

8. 调速

开始时速度宜慢，严密观察 15 分钟后，如无不良反应则根据病情和年龄调节滴速。

9. 再次核对

核对患者床号、姓名、性别、年龄、住院号、病房 / 门急诊、血型、血袋号、血液有效期、交叉配血试验结果、保存血的外观。

10. 整理记录

询问患者感受，协助患者取舒适体位；进行健康宣教；感谢患者配合；整理用物，洗手，脱口罩，记录。

11. 时间要求

静脉输血要求 15 分钟内完成（从用物准备至操作完毕后整理记录，拔针不计时）。

➡ 输血巡视

1. 巡视时间

输血开始时、输血后 15 分钟各巡视 1 次，随后每 30 分钟巡视 1 次。

2. 巡视内容

密切观察患者病情变化、注射部位局部情况、有无输血反应等不适、测量生命体征→记录。

➡ 输血完毕

1. 查对

核对患者床号、姓名、腕带、床头卡，确认输血完毕，无后续血制品输注→洗手，戴口罩。

2. 续滴生理盐水

常规消毒生理盐水瓶盖处 1 次→将输血器针头从血袋拔出，插入生理盐水瓶，输入少量生理盐水。

3. 快速拔针

关闭输血器→轻揭输液贴，左手轻压进针处，右手快速拔针→嘱患者自行按压进针处至不出血→处理输血器，保留血袋。

4. **整理记录**

询问患者感受，协助患者取舒适体位，测量生命体征；进行健康宣教；感谢患者配合；整理用物，洗手，脱口罩，记录（输血开始和结束时间、种类、血量、血型、血袋号、有无输血反应）。

重点·笔记

输血完毕后将血袋先放在治疗车下层，带回治疗室放置于专用的黄色医用垃圾袋和血袋回收箱中，将血袋标签贴在黄色回收袋上，送至血库保存24小时。

【注意事项】

1. 库存血取血后在室温下复温15~20分钟，复温时间不可过长，复温后尽快输入。冰冻血浆取血后在35℃～37℃水浴中复温，复温后尽快输注。

2. 取血和输血过程中严格执行双人核对制度和无菌操作原则。

3. 若需同时输入成分血和全血，先输成分血，后输全血。

4. 输血前后及在输注两袋血之间需要输入少量生理盐水冲洗管道。

5. 血液中不可加入其他药物。

6. 输血过程中需严密观察患者情况，若出现输血反应须立即停止输血，及时处理。

【知识拓展】

献血服务中的人文关怀

“护理人文关怀”已成为医院护理人员工作的标准和原则。将“人文关怀”理念应用于献血服务是社会发展的需要，也是采供血机构献血服务管理的需要。献血服务人文关怀应遵行5个原则：“以献血者为中心，尊重保护献血者的隐私，关注关心献血者的健康，维护献血者的选择权利，满足献血者的个性需求”；落实5项措施：“培育员工人文关怀能力；建立单位人文关怀制度；营造人文关怀氛围；提供安全、值得信赖的献血者选择和血液采集方法和技术；提供专业的、个性化的献血护理”。做好献血服务人文关怀有利于优化献血服务质量，降低献血不良反应发生率，减小献血反应的不良影响，提升采供血机构的社会形象，保障无偿献血事业健康持续发展。

重点·笔记

【护考考点】

1. 静脉输血的目的。
2. 常见输血反应及护理。
3. 静脉输血的方法和流程。
4. 血液制品的种类。

【测试题】

扫码练习

【评价标准】

静脉输血法操作质量标准

项目		操作质量标准
医嘱处理		·确认血制品已取回 ·处理医嘱、生成输血便签、给药便签、药物执行单，三单核对，签字
评估	患者	·查对床头牌、腕带，询问姓名，礼貌称呼 ·全面评估患者（病情、治疗情况、输血史、过敏史、注射部位皮肤情况、心理状况、合作程度） ·评估患者对操作的认知情况，并充分告知患者，确认输血知情同意书 ·测量患者生命体征 ·告知操作目的准确，患者能够充分理解并同意 ·解释操作方法、可能出现的不适及配合操作的方法准确，取得患者配合
	环境	·宽敞明亮，无人打扫、无扬尘
	用物准备	·备齐用物；放置合理 ·备血制品： ·双人严格核对医嘱、药物执行单、发血报告单、血型化验单、血袋血制品包装完好无破损渗漏，标签内容清晰齐全；血液质量合格，无变色凝块等。核对内容需完整准确：床号、姓名、性别、年龄、住院号、病房、血型、血袋号、血液有效期、交叉配血试验结果、保存血外观

续表

项目	操作质量标准	
评估	用物准备	·核对无误，贴输血便签，双人签字签时间 ·备冲管液 ·查对药物执行单、药瓶完好无破损，瓶口无松动，药名标签内容清晰齐全，对光倒置检查药液澄清，无变色、无絮状物、无沉淀，在有效期内，双人核对，贴冲管便签，签字签时间
	护士准备	衣帽整洁，修剪指甲，洗手，戴口罩
实施	输血——开放静脉通道	·携用物至床旁，双人查对床号、姓名、手腕带，向患者解释 ·双人核对血制品 ·避开破损、硬结、皮疹、瘢痕等处，合理选择穿刺部位，协助患者取舒适体位 ·洗手，戴口罩 ·根据密闭静脉输液操作建立静脉通道，输入少量生理盐水冲洗管道。注射过程中和注射后须注意观察患者反应
	输血——连接血袋	·戴手套、摇匀血液，动作轻柔 ·连接血袋，注意无菌操作原则 ·再次核对医嘱，滴速调节合适 ·询问患者的感受，根据病情进行健康宣教 ·用物整理规范 ·操作完毕后准确记录、签字 ·询问患者感觉，感谢患者合作
	输血巡视	·输血开始时、输血后15分钟、输血每30分钟进行巡视，巡视内容完整 ·测量生命体征 ·记录准确
	输血完毕拔针	·核对医嘱，确认输血完毕，输注少量生理盐水冲管，至输血器内血液完全输入体内 ·测量生命体征 ·操作结束后用物整理规范 ·准确记录，包括输血开始和结束时间、种类、血量、血型、血袋号、有无输血不良反应

重点·笔记

续表

项目		操作质量标准
评价	整体要求	·操作熟练、流畅，动作轻柔，应变能力强 ·全程与患者沟通交流，富有真情实感 ·语言、动作符合专业规范 ·具备爱伤观念 ·严格遵守查对原则、无菌原则 ·注意人文关怀，沟通时面带微笑，称呼合适，用语亲切

（方淇玉）

重点·笔记

第二十九章　静脉血标本采集法

【操作目的】

评估器官功能、代谢水平和生化指标，为临床诊断和治疗提供依据。

【常用英文词汇】

intravenous blood sampling 静脉血标本采集法
venous 静脉
puncture 穿刺
blood vessel 血管
routine blood test 血常规
blood collection tube 采血管
blood collecting needle 采血针
fasting blood glucose 空腹血糖

【病例】

患者赵某，男性，23 岁。在大排档吃烧烤饮酒后，突然出现腰部剧烈疼痛，同时伴头痛、呕吐。急诊入院。医嘱：查血常规、生化、淀粉酶。请执行医嘱。

【医嘱单】

临 时 医 嘱 单

姓名：[redacted]　性别：男　年龄：23 岁　科室：急诊科　住院号：[redacted]　床号：7 床

起始		医嘱内容	医生签名	护士签名	执行时间	执行者签名
日期	时间					
09-30	23：30	静脉血：血常规　St.	[redacted]	[redacted]		
09-30	23：30	静脉血：生化　St.	[redacted]	[redacted]		
09-30	23：30	静脉血：淀粉酶　St.	[redacted]	[redacted]		

重点·笔记

检 验 申 请 单

姓名：[redacted]　床号：7　性别：男　年龄：23 岁

住院号：[redacted]　科室：急诊科

临床诊断：急性胰腺炎？

申请日期：2024-09-30

检验项目

检验名称	检验样本	采集时间	执行时间	签名
血常规	静脉血	23:30		
生化	静脉血	23:30		
淀粉酶	静脉血	23:30		

医师：[redacted]

核对人：

时　间：

【操作前准备】

1. 患者

查对：床号、姓名、腕带、床头卡。

评估：患者的病情、意识状态、自理能力、合作程度、心理状态、是否进食；患者肢体活动状况、静脉充盈状况、穿刺部位皮肤情况（有无水肿、结节、瘢痕、伤口等）；询问需求。

解释：解释静脉血标本采集法的目的、真空采血的方法及采血量；向患者说明采血前后的注意事项。

体位：体位舒适，方便操作。

2. 环境

清洁、安静，温湿度适宜，光线充足或有足够的照明，必要时屏风或围帘遮挡。

3. 护士准备

衣帽整洁，修剪指甲，洗手，戴口罩。

4. 用物准备

（1）治疗车上层：真空采血管、一次性采血针、棉签、快速手消毒液、不锈钢弯盘、试管架、安尔碘（图 29-1）。

（2）治疗车抽屉：止血带、无菌治疗巾、无菌手套。

（3）治疗车下层：锐器盒、医用垃圾桶、生活垃圾桶。

评估患者前双人核对医嘱单、检验申请单、标签、真空采血管，无误后贴标签于真空采血管外壁上。核对人签名在检验申请单上。

【操作步骤】

1. 操作前核对

核对患者床号、姓名、住院号、检验项目和采血试管。

重点·笔记

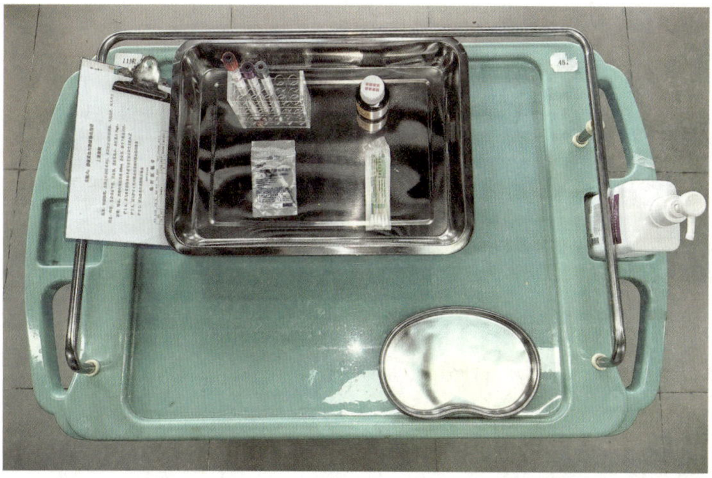

图 29-1　治疗车上层物品

2. 再次解释

静脉采血的目的、真空采血的方法及采血量。

3. 体位摆放

协助患者暴露需采血的肢体。

体位摆放：坐位肘下放垫枕，卧位不需要。

4. 洗手，戴口罩，戴手套

按七步洗手法洗手，戴口罩，戴手套。

5. 选穿刺点

肘下铺巾，检查肘部静脉充盈度、弹性，选择穿刺点；在穿刺点上方 4~5 横指处扎止血带，再次确认穿刺静脉和穿刺点（图 29-2）。

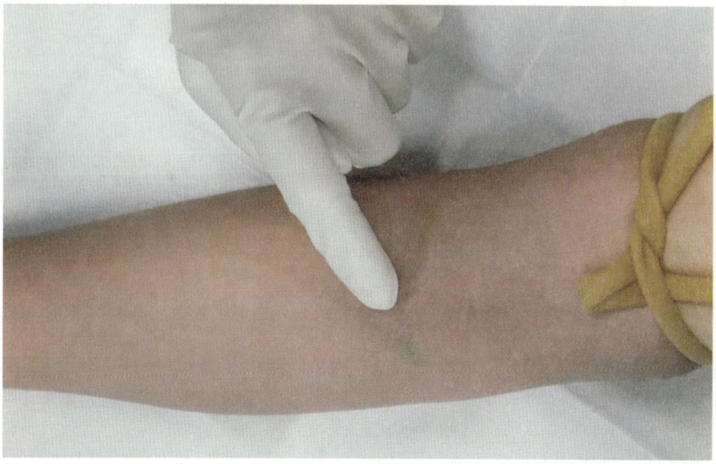

图 29-2　选择合适的静脉

重点·笔记

注意止血带散段背离穿刺点；止血带使用时间以不超过 1 分钟为宜。

持针角度可根据患者血管深浅适当调整。

同时采集多种项目时，按顺序要求进行；对含有添加剂的采血管，需颠倒混匀 5~8 次。

采血结束后，先拔采血管，后拔针头。

6. 消毒

进行常规皮肤消毒，消毒直径不小于 5cm；待干。

7. 再次核对

操作中核对，同时准备胶贴并戴手套。

8. 系止血带

距穿刺点上方约 6~8cm 处系止血带，嘱咐患者握拳。

9. 静脉穿刺

左手绷紧皮肤，右手持采血针，以 15°~30° 持针角度进行穿刺（图 29–3）；当穿刺针头进入血管内，见到回血后，再进针稍许，胶带固定采血针针柄。

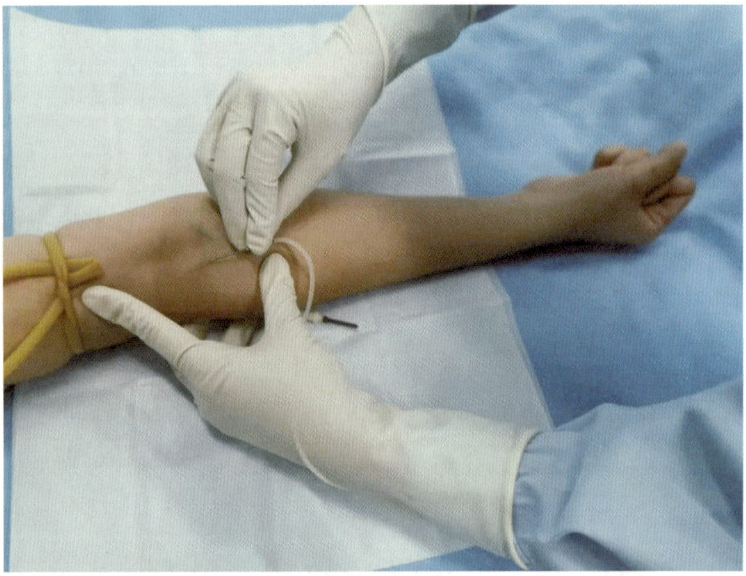

图 29–3　静脉穿刺

10. 采血

将采血针的另一端刺入真空采血管内，将血液沿试管壁缓缓注入真空采血管中（图 29–4）。

11. 拔针

松开止血带，同时嘱患者松拳，用棉签按压穿刺点附近，迅速拔针；嘱患者沿血管方向按压穿刺点 1~2 分钟，直至不出血。

12. 整理用物

取下治疗巾和止血带；协助患者整理衣袖、床单位并取舒适卧位；处理用物。

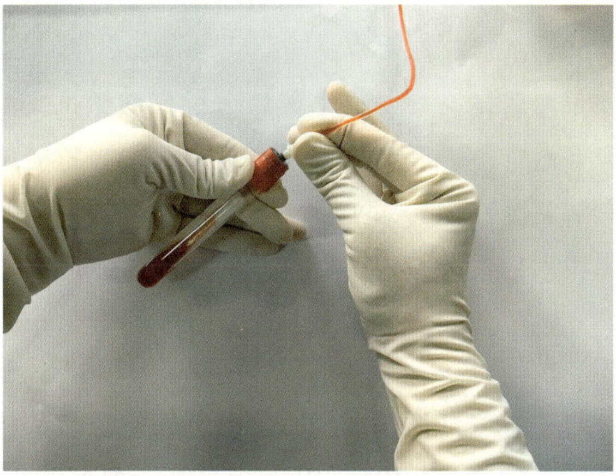

图 29-4　真空采血管采血

13. 脱手套，洗手，脱口罩

脱手套，按七步洗手法洗手，脱口罩。

14. 核对

操作后查对患者姓名、床号及标本；核对检验申请单上的检验项目和所采真空采血管上的标签内容是否对应。采血完毕后，将标本放到指定位置。

15. 健康宣教

观察穿刺部位，24 小时内不要揉洗采血部位等。

16. 记录

在检验单上签名并记录采血时间。

17. 时间要求

静脉采血要求在 8 分钟内完成（从洗手戴口罩到洗手脱口罩）

【注意事项】

1. 严格执行查对制度和无菌操作原则。

2. 若患者正在进行静脉输液、输血，不宜在同侧手臂进行采血。

3. 需空腹采血的项目以空腹 12~14 小时为宜，至少禁食 8 小时后采静脉血，采血时间最好在早晨或上午。

4. 采血前 24 小时应避免剧烈运动。

5. 静脉血管的选择：一般选用肘部静脉、腕部及手背静脉、内踝静脉、股静脉，小儿可采颈外静脉。

6. 在采血过程中，应避免导致溶血的因素，如消毒剂未干穿刺、剧烈振荡采血管等。

7. 注入采血管的顺序：血培养瓶→柠檬酸钠抗凝采血管→凝血管（血清采血管）→肝素抗凝采血管→ EDTA 抗凝采血管→葡萄糖酵解抑制采血管。

8. 针头拔出后立即弃入锐器盒，严禁回套针帽。

【知识拓展】

基于光学成像技术的静脉检测和定位装置

近年来，随着光学精密加工技术的发展和微电子技术的进步，基于光学成像技术取得了长足的发展，产生了多种静脉检测和定位技术，主要有可见红光成像技术、近红外静脉成像技术等。由于人体皮肤、血管的材质和密度不同，其透光能力也显示出差异，且血液对光的吸收能力强，在强可见红光源的照射下可清晰显现。因此，利用大光强的红光源（波长为 400~700nm）作为主动照明，放置到浅表血管周围，可以直接在人体组织上显现血管影像。利用该原理设计而成的小型手持式装置，将装置的开口置于血管两侧，夹住血管，实现浅表静脉的固定和显示，为穿刺提供影像引导。

【护考考点】

1. 生化标本采集的时间。
2. 检查血常规、生化、凝血、血糖等应选择的试管类型。
3. 检查血常规、生化、凝血、血糖等时的采血量。
4. 做血培养时的采血量。
5. 需要空腹采集的项目。
6. 同时采集多种检验项目时的顺序。

【测试题】

扫码练习

重点·笔记

【评价标准】

静脉采血操作质量标准

项目	操作质量标准
评估	·通过查看床头卡和腕带，认真查对床号、姓名、住院号 ·全面评估患者（评估患者病情、意识、认知、心理和合作程度） ·评估患者的肢体情况和静脉情况（正在进行的静脉药物治疗） ·评估穿刺部位皮肤情况：有无红肿、结节、瘢痕、伤口等 ·评估患者病情，需空腹采血者了解是否空腹 ·解释操作方法、可能出现的不适及配合操作的方法，取得患者配合
准备	·护士衣帽整洁，修剪指甲，洗手，戴口罩 ·环境满足操作需要，整洁、安全、安静、舒适 ·物品准备齐全，性能完好，放置合理
实施	·第一次查对 ·洗手，戴口罩，戴手套 ·系止血带，嘱患者握拳，选择血管；松开止血带，嘱患者松拳。安尔碘棉签消毒皮肤（以穿刺点为中心，直径不小于 5cm），在穿刺点上方 6~8cm 处系止血带 ·第二次核对 ·左手绷紧静脉下端皮肤，右手持采血针，针头斜面向上，刺入静脉，见回血后固定 ·根据不同的检验目的，按顺序将标本接入不同采血试管内至所需量。松止血带，松拳 ·快速拔针，按压穿刺部位 1~2 分钟至不出血为止，将采血针弃至锐器盒 ·第三次核对 ·观察患者采血后有无渗血、出血及血肿等情况 ·整理床单位，协助患者取舒适体位 ·脱手套，洗手，脱口罩 ·签名，必要时记录
效果评价	·在规定时间内完成操作 ·操作熟练、流畅，动作轻柔，应变能力强 ·全程与患者沟通交流，富有真情实感 ·语言、动作符合专业规范 ·具备爱伤观念 ·严格遵守查对原则、无菌原则 ·注意人文关怀，沟通时面带微笑，称呼合适，用语亲切

（刘　珂）

重点·笔记

第三十章　心肺复苏术

【操作目的】

1. 通过实施基础生命支持技术，帮助患者建立循环、呼吸功能。
2. 保证重要脏器的血液供应，尽快促进心跳、呼吸功能的恢复。

【常用英文词汇】

cardiopulmonary resuscitation 心肺复苏术（CPR）
emergency medical service 急救医疗服务（EMS）
airway 气道
basic life support 基础生命支持（BLS）

carotid 颈动脉	circulation 循环
coma 昏迷	compression 按压
consciousness 意识	defibrillation 除颤
femoral 股动脉	sternum 胸骨
ventilation 通气	xiphoid 剑突

年龄界定：
成人：青春期及以上；
儿童：1 岁至青春期；
婴儿：不足 1 岁，新生儿除外。

【病例】

患者吴某，男性，55 岁。1 小时前因与旁人发生口角后突然出现胸痛并进行性加重。入院后患者出现抽搐、意识丧失、口唇发绀、面色青紫，脉搏、呼吸、血压无法测出。诊断为“心搏骤停”。护士立即判断患者情况，行心肺复苏术。

【医嘱单】

抢救时医生下口头医嘱，执行护士应先复述一遍，双方确认无误方可执行，事后应及时据实补写医嘱。

临　时　医　嘱　单

姓名：[redacted]　　性别：女　　年龄：30 岁　　科室：妇科　　住院号：[redacted]　　床号：5 床

起始		医嘱内容	医生签名	护士签名	执行时间	执行者签名
日期	时间					
09-20	10：00	10%葡萄糖酸钙 10ml IV　St.	[redacted]	[redacted]		
09-20	10：00	10%葡萄糖注射液 10ml IV　St.	[redacted]	[redacted]		

【操作前准备】

1. 护士准备

衣帽整洁，指甲不过长且清洁，情绪镇定，动作敏捷。

2. 用物准备

心脏按压板、脚凳、人工呼吸膜（或纱布）、简易呼吸器、AED。

【操作步骤】

1. 评估现场

确保现场对施救者和患者均安全。

2. 判断意识

施救者位于患者身侧，用双手轻拍患者肩部，并分别在患者两侧耳边大声呼唤，判断有无反应。

3. 启动应急反应系统

（1）院内：呼叫医护人员，嘱其带抢救用物，记录抢救开始时间。

（2）院外：启动 EMS 系统，指定周围其中一人拨打 120，并取 AED 和急救设备，同时记录抢救时间。

4. 快速判断颈动脉搏动及呼吸

右手食指和中指指腹沿患者气管正中部位向近侧滑至胸锁乳突肌中段内侧（即喉结近侧旁开 2~3cm），检查颈动脉搏动。同时观察胸廓起伏，判断有无呼吸，判断时间至少 5 秒，但不超过 10 秒（图 30–1）。

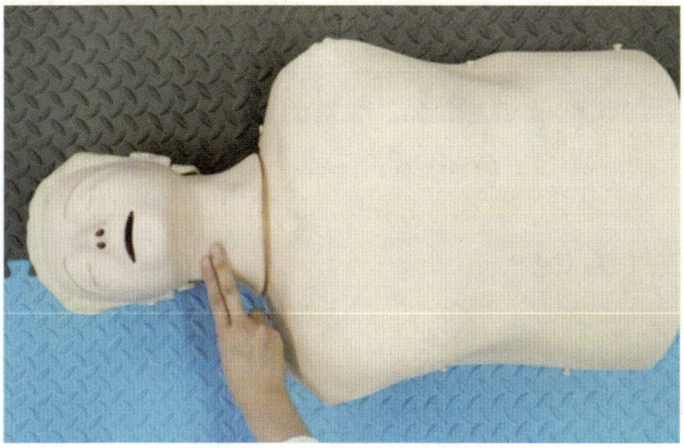

图 30–1　检查颈动脉搏动

重点·笔记

婴儿判断意识的方法为拍足底。

儿童评估颈动脉或股动脉搏动；婴儿评估肱动脉搏动。

重点·笔记

婴儿按压部位为两乳头连线正下方，采用双指按压（单人施救）或双拇指环绕按压（双人施救）。

注意手指不要使劲按压颏下软组织，以免阻塞气道。

5. 摆正体位

去枕仰卧于硬板床或地上（若为软床，则需在患者肩背下放置心脏按压板），注意保护头颈部，使头、颈、躯干保持在同一轴线。解开患者衣扣和腰带。

6. 胸外心脏按压（C）

（1）按压部位：两乳头连线中点（男性、快速定位）或剑突上两横指处（女性）。

（2）按压方法：将一只手的掌根部置于按压部位，另一只手掌根重叠其上，十指交叉相扣，定位手五指翘起不接触胸壁；以手掌根部为着力点，双肘关节伸直，借助臂、肩和上身的力量，垂直向下用力按压（必要时踩脚凳）（图 30-2）。

（3）按压深度：成人 5~6cm，儿童和婴儿至少为胸部前后径 1/3（儿童约 5cm，婴儿约 4cm）。

（4）按压频率：100~120 次 / 分，每次按压后迅速放松，放松时手掌根不离开胸壁，保证胸廓充分回弹，按压与放松时间相等，每个循环记数：01、02、03……30。

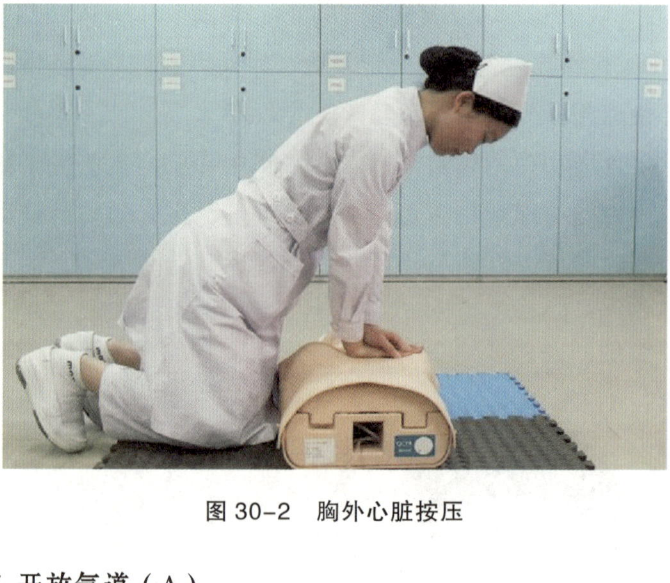

图 30-2　胸外心脏按压

7. 开放气道（A）

（1）清理呼吸道：如口腔或气道内分泌物或异物，予以清除，有义齿者应取下。

（2）仰头抬颏法：施救者一手小鱼际置于患者前额，用力向下压使患者头部后仰，另一手示指、中指置于患者下颏骨部中

重点·笔记

点偏向施救者侧约 2cm 处，将颏部向上抬起，使下颌角与耳垂的连线与地面垂直（图 30–3）。

（3）托颌法：适用于疑似头、颈部创伤者。施救者位于患者头侧，以双肘为支撑，两手拇指位于患者口角旁，其余四指托住患者下颌角后方，在保证头部和颈部固定的前提下，将患者下颌向上抬起，使下齿高于上齿（图 30–4）。

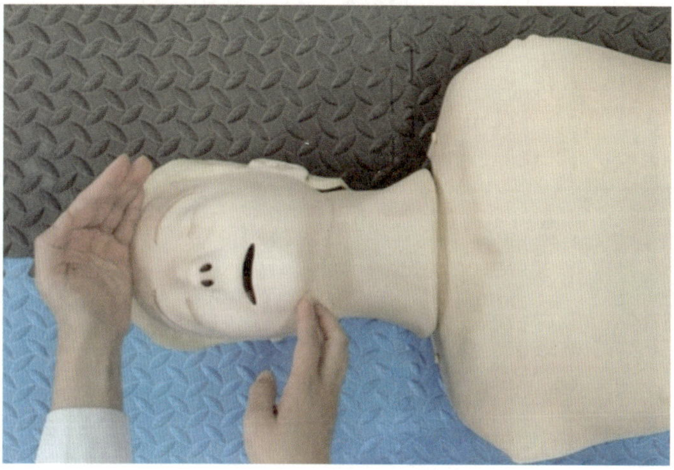

图 30–3　仰头抬颏法

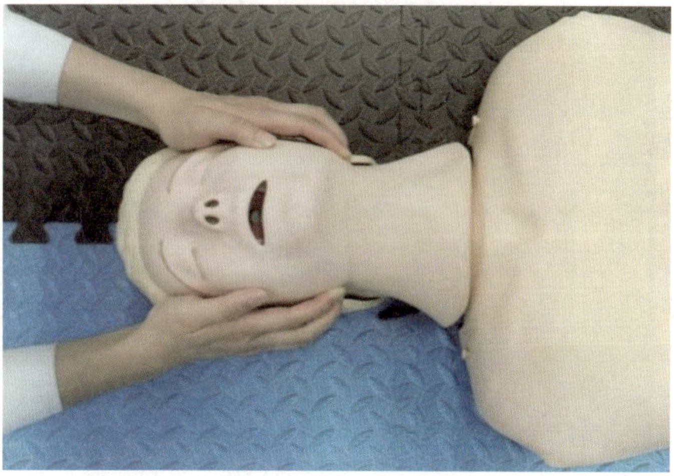

图 30–4　托颌法

8. **人工呼吸（B）**

（1）口对口人工呼吸：将人工呼吸膜（或纱布）置于患者口部，施救者用放置在前额的手的拇指与示指捏住患者鼻孔，双

重点·笔记

婴儿可采用口对口鼻人工呼吸。

有脉搏，没有正常呼吸，则给予人工呼吸，急救呼吸频率为：

成人：10~12 次 / 分；

儿童或婴儿：20~30 次 / 分。

按压与呼吸比：儿童和婴儿如有 2 名及以上施救者，按压与呼吸比为 15 ∶ 2。

唇紧密包住患者口部吹气，持续 1 秒，使胸廓隆起；吹气毕，松开鼻孔，让气体自然由口鼻逸出；吹气 2 次，每个循环心里默数：1001、1002（下个循环计数 2001、2002，依此类推）。

（2）简易呼吸器：有氧情况下连接氧气，调节氧流量 10~12L/min，一手将面罩扣紧患者口鼻部（EC 手法）（图 30-5），另一手挤压气囊，持续 1 秒，观察到胸廓起伏，挤压与放松 2 次，此法常在双人心肺复苏时使用（图 30-6）。

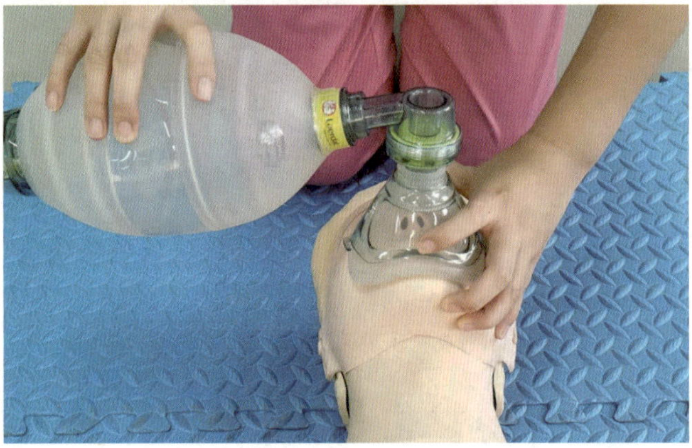

图 30-5　简易呼吸器（EC 手法）

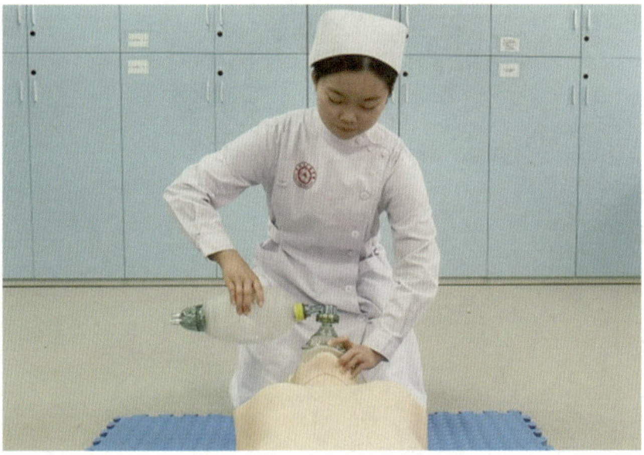

图 30-6　简易呼吸器

9. 继续第 2 个循环

胸外按压与人工呼吸比 30∶2，至第 5 个循环。

10. 判断复苏效果

5 个循环后，再次检查颈动脉搏动和呼吸，观察循环征象（瞳

重点·笔记

孔、口唇、颜面、甲床、肢端等），判断时间至少5秒，不超过10秒。

11. 记录

记录抢救结束时间。

12. 整理用物

协助患者取舒适体位、整理床单位；安慰患者，给予心理支持；整理其他用物（按医疗废物处理原则）。

13. 洗手，记录

洗手后及时记录患者的抢救过程及抢救结果。

【注意事项】

1. 胸外按压部位要准确，用力合适，以防止胸骨、肋骨压折。严禁按压胸骨角、剑突下及左右胸部。按压力度要适度，过轻达不到效果，过重易造成肋骨骨折、血气胸，甚至肝脾破裂等。

2. 胸外按压过程中，手掌根部不要离开胸壁，确保按压位置准确，但每次按压后不可依靠在患者胸壁上，且保证每次按压后使胸廓充分回弹。

3. 胸外按压姿势要正确，注意两臂伸直，两肘关节固定不动，双肩位于双手的正上方。按压要垂直向下用力，不可左右摆动。

4. 心肺复苏的顺序是C—A—B，即先进行30次的胸外按压，后做2次人工呼吸，尽可能减少按压中的停顿。人员更替前，替换人员应提前做好准备，缩短中断时间。

5. 若在操作过程中120及时赶到并带来除颤仪或旁观者取来AED，请立即进行除颤，除颤后应立即进行心肺复苏。

6. 口对口人工呼吸或挤压球囊时，用力均匀、适度，不可过猛，避免过度通气。

【知识拓展】

用“肚子”救命的腹部提压心肺复苏术

腹部提压心肺复苏技术（active abdominal compression–decompression CPR，AACD–CPR）是用腹部提压装置吸附于患者腹部进行心肺复苏的新方法。该方法针对呼吸、心跳骤停特别是存在胸肋骨骨折、血气胸以及胸廓畸形等胸外按压禁忌证的患者，可迅速建立有效的循环和呼吸，其作用机制是通过腹部提压装置有节律地提拉与按压腹部，促使膈肌上下移动，引发胸腹腔内压力改变，充分发挥“胸泵”“心泵”和“肺泵”的作用，在避免造成胸肋骨骨折并发症的同时，对心跳骤停患者建立循环与呼吸支持，达到心与肺复苏并举的目的。

【护考考点】

1. 心搏骤停患者的识别与判断。
2. 心肺复苏的流程。
3. 胸外按压的部位、手法、深度及速度。
4. 开放气道的手法。
5. 人工呼吸的方法及要点。
6. 胸外按压与人工呼吸的比例。
7. 心肺复苏有效的指征。

【测试题】

扫码练习

【评价标准】

心肺复苏术操作质量标准

项目	操作质量标准
准备	· 着装整齐，指甲修剪干净 · 物品准备齐全，性能完好
评估	· 确认现场安全 · 判断患者意识 · 启动应急反应系统，记录抢救开始时间 · 检查脉搏和呼吸（位置准确，计时）

重点·笔记

续表

项目		操作质量标准
实施	胸外按压	·去枕平卧，解衣领，松腰带 ·放置按压板 ·按压部位正确 ·按压方法正确 ·按压深度合适 ·按压频率合适 ·胸廓充分回弹 ·按压与放松时间 1:1 ·30 次胸外按压
	开放气道	·清理呼吸道 ·开放气道手法准确
	人工呼吸	·口对口人工呼吸方法准确（简易呼吸器 EC 手法固定） ·每次吹气时间为 1 秒 ·吹气 2 次 ·观察到胸廓隆起
	循环操作	·按压与呼吸比例正确 ·按压中断不超过 10 秒 ·再次按压时需重新定位 ·按压 5 个循环 ·判断复苏效果时机合适
	整理记录	·用物整理规范，洗手 ·记录抢救时间、过程及结果，记录及时、准确、完整
效果评价	·动作迅速、准确、有效 ·语言、动作符合专业规范 ·注意人文关怀，具备爱伤观念 ·胸外按压次数、深度、频率不达标，该项操作视为不合格 ·人工呼吸无效，该项操作视为不合格	

（张　瑶）

参考答案

扫码查看答案

参考文献

[1] 李小寒，尚少梅．基础护理学．第 7 版 [M]. 人民卫生出版社，2022.

[2] 庄雷岚，侯黎莉，章一新，等．无菌包计时提醒系统及方法 [P]. 上海市：CN113990461B, 2024-07-12.

[3] 医院隔离技术标准 WS/T 311—2023[J]. 中国感染控制杂志，2023, 22(11): 1398-1410.

[4] 深圳市麦驰安防技术有限公司．具有自动翻身和体位调整、大小便排泄系统的智能病床 :CN202410532881.5[P]. 2024-07-16.

[5] 宁波市北仑区第三人民医院．一种卧床患者体重检测病床：CN202322979058.2[P]. 2024-08-06.

[6] 朱成云，梁燕红，覃秋海．全身麻醉术后恶心呕吐防治的研究进展 [J]. 中国医学创新，2024,21(8):174-178.

[7] 谢昭旭，邵丽颖．一种面向起身困难患者可自动更换床单的病床设计[J]. 机械，2023,50(1):48-51,58.

[8] 王丽，贾平，张勤，等．改良成人经口气管插管机械通气患者口腔护理方法及应用 [J]. 实用医院临床杂志，2024, 21 (01): 145-148.

[9] 王黎平，肖丽萍，陈笑妹，等．不同介质冰袋冰敷对颅脑损伤高热患者降温效果的观察 [J]. 护理学杂志，2020, 35 (15): 52-55.

[10] 中华医学会心血管病学分会，海峡两岸医药卫生交流协会高血压专业委员会，中国康复医学会心血管疾病预防与康复专业委员会．中国高血压临床实践指南 [J]. 中华心血管病杂志，2024,52(9):985-1032.

[11] 中华医学会呼吸病学分会呼吸危重症医学学组，中国医师协会呼吸医师分会危重症医学工作委员会．成人经鼻高流量湿化氧疗临床规范应用专家共识 [J]. 中华结核和呼吸杂志，2019,42(2):83-91.

[12] 丁亚平，夏姗姗，童祥飞，等 .2022 版《AARC 临床实践指南：人工气道内吸痰》解读 [J]. 护理研究，2022,36(22):3953-3957.

[13] 邓子银，刘加婷，赵丽蓉，等．成人患者经鼻胃管喂养临床实践指南 (2023 年更新版)[J]. 护士进修杂志，2024,39(7):673-679.

[14] 牛亚荣，林清然，王琳，等．老年人长期家庭鼻饲安全管理最佳证据总结 [J]. 护理学杂志，2023,38(20):101-105.

[15] OU GW, LI H, SHAO B, et al. Comparison of different methods of nasogastric tube insertion in anesthetized and intubated patients: A meta-analysis[J]. World journal of clinical cases, 2021,9(26):7772-7785.

[16] 陈杨燕，黄瑶，胡婉姗，等．经皮免疫用微针疫苗研究进展 [J]. 药学学

报,2022,57(01):142-149.

[17] BADKAR A V, GANDHI R B, DAVIS S P,et al.Subcutaneous Delivery of High-Dose/Volume Biologics: Current Status and Prospect for Future Advancements[J]. Drug Design, Development and Therapy, 2021,15(13):159-170.

[18] 郭东辉,李玲.人文关怀理念在献血服务中的应用[C].中国输血协会.中国输血协会第九届输血大会论文专辑.江苏省血液中心,2018.

[19] 唐一琳.脊髓损伤患者泌尿系感染与膀胱管理现状及相关危险因素研究[D].山东:青岛大学,2021.

[20] 牛明明.间歇性导尿在神经源性膀胱患者中应用效果的网状 Meta 分析及护士认知度调查[D].甘肃:兰州大学,2022.

[21] 尿液标本临床微生物实验室检验操作指南:WS/T 489-2024[S].

[22] 中国泌尿外科和男科疾病诊断治疗指南 2022 版[M].北京:科学出版社,2022.11.

[23] 中国人民解放军联勤保障部队第九二三医院.一种大量不保留灌肠患者使用的便盆:CN202221661770.7[P].2022-11-01.

[24] 嘉兴市第一医院.一种分体式灌肠装置:CN202120173615.X[P].2021-12-17.

[25] 山东大学齐鲁医院.一次性带刻度肛管及灌肠包:CN201920069451.9[P].2019-12-06.

[26] 郭云,艾青涯,阮军平,等.腹部提压心肺复苏技术对心脏骤停患者血流动力学、脑功能、心肌酶的影响[J].中国医学创新,2024,21(03):22-26.